Anna Christina Lensch
DIY für deine Gesundheit

Anna Christina Lensch

DIY für deine Gesundheit

Rund um das Thema Gesundheit, Heilkräuter,
Tinkturen und Pflegeprodukte zum selbst herstellen

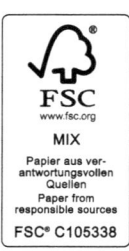

Bibliografische Information der Deutschen Nationalbibliothek: Die Deutsche Nationalbibliothek verzeichnet diese Publikation in der Deutschen National-bibliografie; detaillierte bibliografische Daten sind im Internet über http://dnb.dnb.de abrufbar.

Verlag: BoD · Books on Demand GmbH, In de Tarpen 42, 22848 Norderstedt, bod@bod.de

Druck: Libri Plureos GmbH, Friedensallee 273, 22763 Hamburg

ISBN: 978-3-7693-7782-8

Inhaltsverzeichnis

I

Vorwort

Unsere Gesundheit ist unser wertvollstes Gut, und doch wird sie oft durch übermäßigen Konsum, chemisch belastete Produkte und eine mangelnde Verbindung zur Natur gefährdet. Mit diesem Buch möchte ich dir Werkzeuge und Wissen an die Hand geben, um deinen Körper auf natürliche Weise zu unterstützen, zu stärken und zu heilen. Dabei setze ich auf bewährte Traditionen, wissenschaftliche Erkenntnisse und einfache, umsetzbare Rezepte.

Was erwartet dich?

•   Ein gesunder Körper als Ziel: Du erfährst, wie du durch Entgiftung, heilende Substanzen und eine bewusste Lebensweise deinen Körper in Balance bringst.

•   Wissen über Kräuter und Tinkturen: Ich teile mit dir mein Wissen über die Kräfte der Natur, damit du Heilpflanzen in deinen Alltag integrieren kannst – sei es in Form von Tees, Tinkturen oder selbst hergestellten Produkten.

•   DIY-Rezepte für Körper und Seele: Von Lippenbalsam bis hin zu pflegende Masken, Shampoos und gesunden Snacks – entdecke einfache Rezepte, die dir Freude machen und dabei helfen, dich mit der Natur zu verbinden.

•   Mehrwert für deinen Alltag: Dieses Buch soll dir nicht nur Wissen vermitteln, sondern dir auch praktische Lösungen für Herausforderungen bieten, denen wir im Alltag begegnen.

Inspiriert wurde dieses Werk durch meinen YouTube-Kanal, wo ich regelmäßig meine Erfahrungen, Tipps und Tricks teile. Es war mir wichtig, diese Inhalte in einer Form zu bündeln, die tiefer geht und dich umfassend begleitet. Das Buch soll wie ein Freund an deiner Seite sein – ehrlich, hilfreich und motivierend.

Mein Ziel ist es, dich zu ermutigen, Verantwortung für deine Gesundheit und dein Wohlbefinden zu übernehmen. Dabei möchte ich dich nicht nur inspirieren, sondern dir auch zeigen, dass der Weg zu einem natürlichen, bewussten Lebensstil weder kompliziert noch teuer sein muss. Die Natur bietet uns alles, was wir brauchen – wir müssen nur lernen, es zu nutzen. Ich freue mich darauf, dieses Wissen mit dir zu teilen und dich auf deinem Weg zu begleiten.

Mit Liebe und Leidenschaft,

Deine AnnaSun

Haut und Haare

Was ist Zeolith und wofür kann es eingesetzt werden?

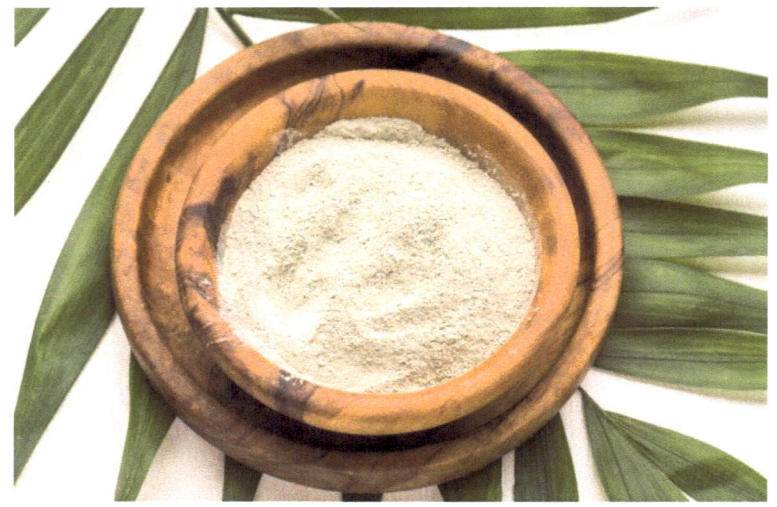

Zeolith ist ein natürlich vorkommendes Mineral, das aus Vulkanasche entsteht und sich in wässrigen Umgebungen über Millionen von Jahren bildet. Es gehört zur Gruppe der Alumosilikate und hat eine besondere kristalline Gitterstruktur, die es hochporös macht. Diese Poren wirken wie ein Schwamm, der Stoffe aufnehmen und speichern kann. Es gibt zahlreiche Arten von Zeolithen, wobei Klinoptilolith die bekannteste und am häufigsten verwendete ist.

Eigenschaften von Zeolith

Ionenaustausch-Fähigkeit:

Zeolith kann Ionen wie Schwermetalle (z. B. Blei, Quecksilber) oder Ammonium binden und durch nützliche Mineralstoffe wie Kalzium oder Magnesium ersetzen.

Hohe Adsorptionskapazität:

Es kann Toxine, Schadstoffe und überschüssige Stoffe wie freie Radikale aufnehmen.

Basische Wirkung:

Zeolith unterstützt die Neutralisierung von Säuren und kann das Säure-Basen-Gleichgewicht im Körper regulieren.

Antioxidative Wirkung:

Es bindet freie Radikale, die oxidativen Stress im Körper verursachen können.

Einsatzmöglichkeiten von Zeolith

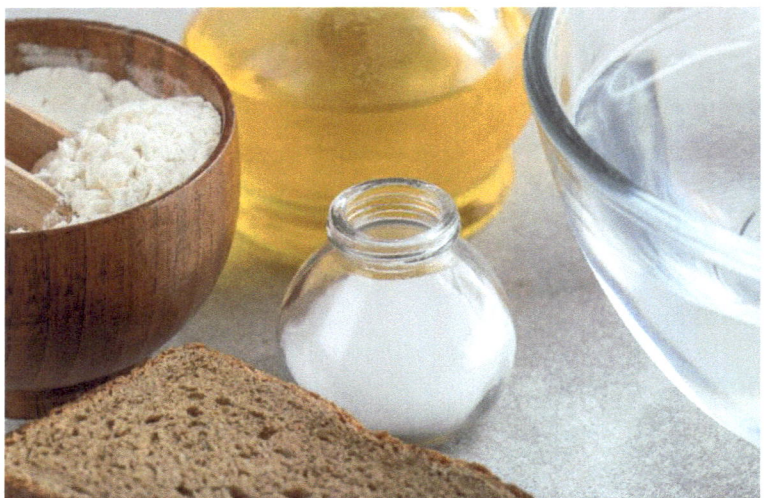

Gesundheit und Entgiftung

Toxinbindung

Zeolith wird häufig zur inneren Anwendung (meist als Pulver) genutzt, um Schwermetalle, Umweltgifte oder Ammoniak aus dem Körper zu binden und auszuscheiden.

Unterstützung des Verdauungssystems

Fördert eine gesunde Darmflora, kann Durchfall lindern und die Nährstoffaufnahme verbessern.

Basenregulierung

Wird zur Unterstützung des Säure-Basen-Gleichgewichts bei Übersäuerung des Körpers eingesetzt.

Schutz vor freien Radikalen

Es reduziert oxidativen Stress, was zur Stärkung des Immunsystems beitragen kann.

Hautpflege und Kosmetik

Zeolith-Masken

Bindet überschüssiges Fett, Schmutz und Toxine auf der Haut, reinigt die Poren und wirkt entzündungshemmend.

Wundheilung

Kann auf Wunden aufgetragen werden, um Heilungsprozesse zu fördern und Infektionen vorzubeugen.

Umwelt und Landwirtschaft

Wasserreinigung

Zeolith wird zur Filtration und Reinigung von Wasser genutzt, da es Schadstoffe wie Schwermetalle binden kann.

Bodenverbesserung

Es speichert Nährstoffe und Wasser im Boden, verbessert die Struktur und fördert das Pflanzenwachstum.

Tiere und Haustiere

Futterzusatz

Zeolith wird in Tierfutter verwendet, um Schadstoffe zu binden und die Verdauung zu unterstützen.

Einstreu und Hygiene:

Zeolith kann Gerüche binden und die Hygiene in Ställen verbessern.

Sicherheit und Anwendungshinweise

Innerliche Anwendung

- Nur speziell für den menschlichen Verzehr zugelassenes Zeolith verwenden.
- Eine ausreichende Wasserzufuhr ist wichtig, da Zeolith Flüssigkeit bindet.

Nicht inhalieren

- Das feine Pulver kann die Atemwege reizen.

Fazit

Zeolith ist ein vielseitiges, natürliches Mittel, das sowohl in der Gesundheitsvorsorge als auch in der Kosmetik und Umwelttechnologie breite Anwendung findet. Vor der Einnahme oder spezifischen Verwendung ist jedoch eine Rücksprache mit einem Arzt oder Experten sinnvoll.

Welcher Zusammenhang besteht zwischen unserer Zirbeldrüse und Zeolith?

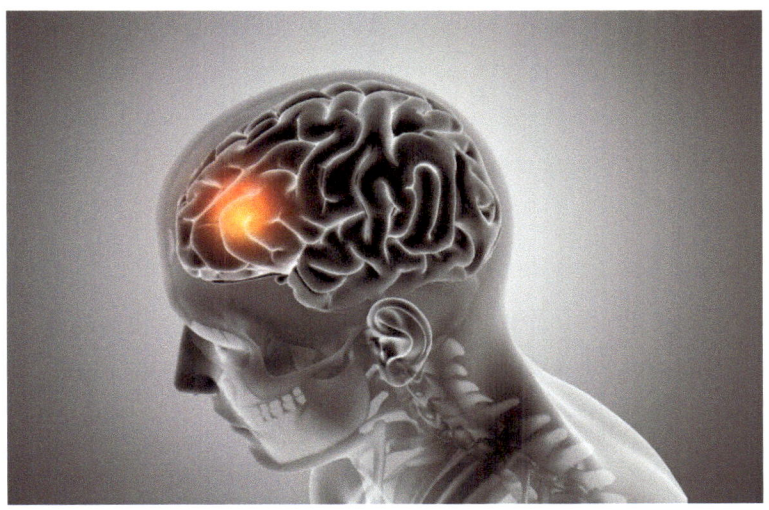

Die Zirbeldrüse (auch Epiphyse genannt) ist eine kleine, erbsengroße Drüse im Gehirn, die sich im mittleren Teil des Gehirns befindet, nahe der Hirnmitte, zwischen den beiden Hemisphären. Sie ist Teil des endokrinen Systems, welches für die Produktion und Ausschüttung von Hormonen zuständig ist. Der Zusammenhang zwischen **Zeolith** und der **Zirbeldrüse** basiert auf der Entgiftungsfunktion von Zeolith und der Sensibilität der Zirbeldrüse gegenüber Schadstoffen. Die Zirbeldrüse spielt eine zentrale Rolle bei der Regulation des Schlaf-Wach-Rhythmus und wird mit spirituellen und kognitiven Funktionen in Verbindung gebracht.

Zusammenhang

Entgiftung von Schwermetallen:

- Die Zirbeldrüse ist besonders anfällig für Schwermetallablagerungen, insbesondere von **Fluorid**, das sich dort anreichern und zu einer Verkalkung führen kann.
- Zeolith kann Fluorid und andere Schwermetalle wie Blei und Quecksilber binden und aus dem Körper ausleiten.

Förderung der Entkalkung:

- Durch die Ausleitung von Schadstoffen unterstützt Zeolith die „Entkalkung" der Zirbeldrüse, was die Funktion der Drüse verbessern könnte.

Verbesserung der allgemeinen Gesundheit:

- Da die Zirbeldrüse empfindlich auf oxidativen Stress reagiert, kann Zeolith durch seine antioxidativen Eigenschaften indirekt zur Gesundheit der Drüse beitragen.

Hinweis

Obwohl Zeolith potenziell die Gesundheit der Zirbeldrüse fördern kann, gibt es bisher keine umfangreichen wissenschaftlichen Studien, die diesen spezifischen Zusammenhang abschließend belegen. Es wird häufig in ganzheitlichen Ansätzen diskutiert, insbesondere in der Alternativmedizin.

DIY-Anleitung: Gesichtsmaske mit Zeolith

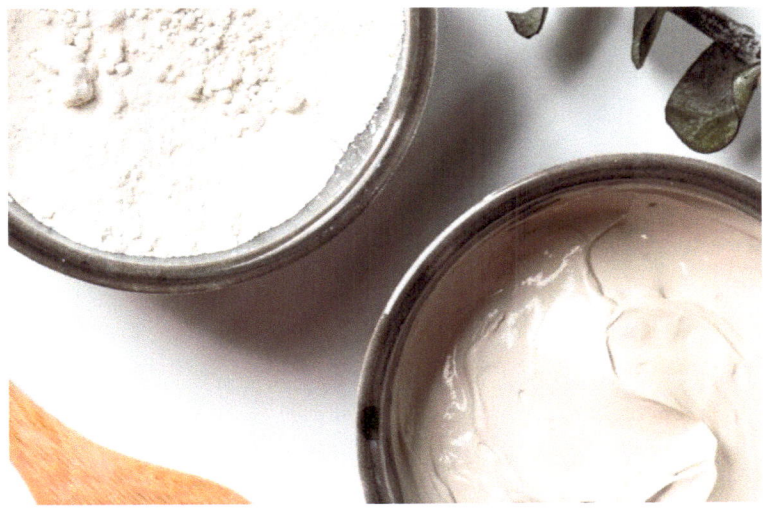

Zutaten

- 1 EL Zeolith-Pulver

- 2 EL Wasser (oder Kräutertee, z. B. Kamille oder grüner Tee)

- 1 TL Honig oder Kokosöl (optional, für zusätzliche Feuchtigkeit)

- 1-2 Tropfen ätherisches Öl (z. B. Lavendel oder Teebaum, optional)

Anleitung

Mischen der Basis:

- Das Zeolith-Pulver in eine kleine Schüssel geben.
- Nach und nach das Wasser oder den Kräutertee hinzufügen und gut verrühren, bis eine glatte, streichfähige Paste entsteht.

Anreichern der Maske:

- Optional Honig einrühren, um die Maske feuchtigkeitsspendender zu machen.
- Für einen zusätzlichen Effekt 1-2 Tropfen ätherisches Öl hinzufügen.

Auftragen:

- Die Maske gleichmäßig auf das gereinigte Gesicht auftragen, dabei die Augen- und Mundpartie aussparen.

Einwirken lassen:

- 10-15 Minuten einwirken lassen. Die Maske wird leicht antrocknen, sollte aber nicht komplett austrocknen, da dies die Haut austrocknen könnte.

Abspülen:

- Mit lauwarmem Wasser abspülen und mit einem weichen Tuch trocken tupfen.

Nachpflege:

- Eine Feuchtigkeitscreme oder ein pflegendes Gesichtsöl auftragen, um die Haut zu beruhigen und zu hydratisieren.

Vorteile der Maske

Entgiftend

Zeolith zieht Schadstoffe und überschüssiges Öl aus der Haut.

Beruhigend

Der Honig und das ätherische Öl beruhigen empfindliche oder gereizte Haut.

Erfrischend

Kräutertee oder Wasser verleiht der Haut ein frisches Gefühl.

Reinigend

Pickel und Mitesser werden aus der Haut gezogen.

Anwendung

1–2-mal pro Woche anwenden, um die Haut tiefenrein zu pflegen und den Teint zu klären. Für 5-10 Minuten einwirken lassen und anschließend mit warmem Wasser abwaschen.

DIY-Anleitung: Zeolith-Creme

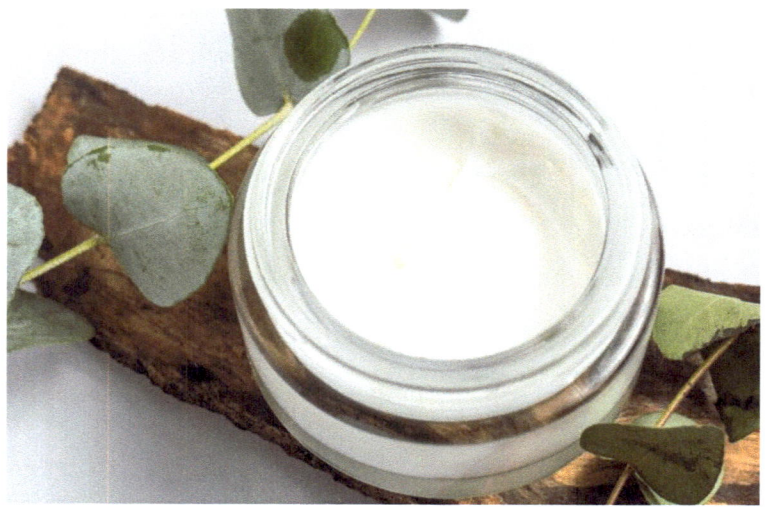

Zutaten

- 2 TL Zeolith-Pulver
- 50 g Sheabutter (alternativ Kokosöl oder eine Mischung aus beiden)
- 1 TL Jojobaöl (oder Mandelöl, für zusätzliche Pflege)
- 5-10 Tropfen ätherisches Öl (z. B. Lavendel oder Kamille, optional)
- 1 EL Aloe Vera Gel (optional, für Feuchtigkeit)
- 1 TL Olivenöl

Anleitung

Grundlage schmelzen:

- Die Sheabutter (und ggf. Kokosöl) in einer hitzebeständigen Schüssel über einem Wasserbad langsam schmelzen.
- Das Öl (z. B. Jojobaöl) hinzufügen und gut verrühren.

Zeolith einmischen:

- Sobald die Fettmischung geschmolzen ist, die Schüssel vom Wasserbad nehmen.
- Das Zeolith-Pulver nach und nach einrühren, bis eine glatte, Klumpen freie Masse entsteht.

Pflegende Zutaten hinzufügen:

- Aloe Vera Gel und die ätherischen Öle vorsichtig unterrühren.

Abkühlen lassen:

- Die Mischung in einen sauberen, desinfizierten Behälter füllen (z. B. einen Cremetiegel).
- Im Kühlschrank abkühlen lassen, bis die Creme fest wird.

Lagern:

- Die Creme kann bei Zimmertemperatur oder im Kühlschrank aufbewahrt werden.

Anwendung

- Auf die gereinigte Haut auftragen und sanft einmassieren.
- Besonders geeignet für Gesicht, Hände oder trockene Hautstellen.

Vorteile der Zeolith-Creme:

Entgiftend

Zeolith bindet Schadstoffe und unterstützt die Regeneration der Haut.

Pflegend

Die Sheabutter und das Jojobaöl versorgen die Haut mit Feuchtigkeit und Nährstoffen.

Beruhigend

Aloe Vera und ätherische Öle lindern Reizungen und fördern eine gesunde Haut.

Die Creme ist sanft und eignet sich für die tägliche Pflege.

Haltbarkeit

Die **Haltbarkeit der Zeolith-Creme** hängt von den verwendeten Zutaten und der Art der Lagerung ab. Da es sich um ein selbstgemachtes Produkt ohne synthetische Konservierungsstoffe handelt, liegt die Haltbarkeit in der Regel bei **4 bis 6 Wochen** unter optimalen Bedingungen.

Grundrezept für eine DIY-Gesichtscreme mit Wasser- und Fettphase

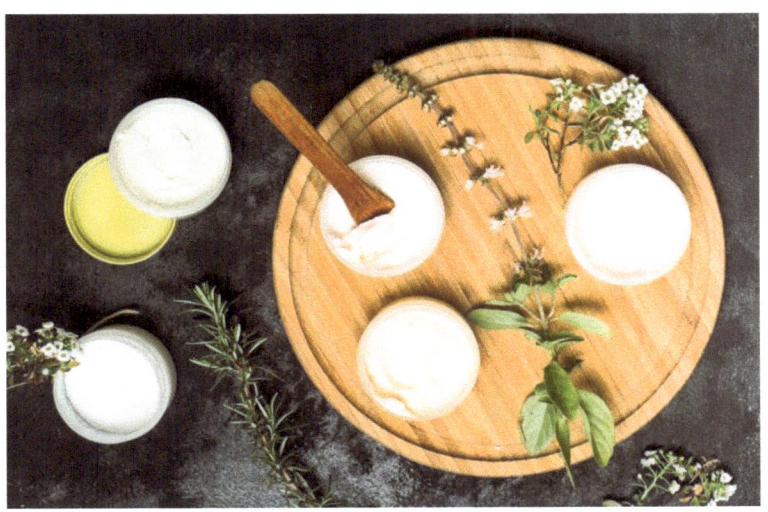

Zutaten (für ca. 100 ml Creme)

Fettphase:

- 20 g Pflanzenöl (z. B. Mandelöl, Jojobaöl, oder Arganöl)
- 5 g Kakaobutter, Sheabutter oder Kokosöl (für mehr Pflege)
- 5 g Emulgator (z. B. Olivem 1000, Lecithin oder Emulsan)

Wasserphase:

- 65 ml destilliertes Wasser oder Kräuterhydrolat (z. B. Rosen- oder Kamillenwasser)
- 1-2 g Glycerin (optional, für zusätzliche Feuchtigkeit)

Konservierung & Pflege:

- 5 Tropfen Vitamin E-Öl (Antioxidans für die Öle)
- 10 Tropfen eines ätherischen Öls (z. B. Lavendel, Teebaum, Kamille)
- Natürlicher Konservierungsstoff (z. B. Rokonsal oder Grapefruitkernextrakt, optional)

Anleitung

Vorbereitung:

- Alle Arbeitsmaterialien (Schalen, Rührstäbe, Behälter) gründlich reinigen und desinfizieren, um Verunreinigungen zu vermeiden.

Fettphase schmelzen:

- Pflanzenöl, Butter und den Emulgator in eine hitzebeständige Schüssel geben.
- Über einem Wasserbad langsam schmelzen, bis alles vollständig flüssig ist.

Wasserphase erwärmen:

- Destilliertes Wasser oder Hydrolat in einer separaten Schüssel ebenfalls über einem Wasserbad auf etwa 60–70 °C erwärmen.

Emulgieren:

- Die Wasserphase langsam und unter ständigem Rühren in die Fettphase gießen.
- Mit einem Milchaufschäumer oder kleinen Schneebesen kräftig rühren, bis die Mischung eine cremige Konsistenz annimmt.

Abkühlen lassen:

- Die Creme auf lauwarme Temperatur abkühlen lassen und dabei gelegentlich umrühren, um die Konsistenz zu verbessern.

Pflegestoffe hinzufügen:

- Vitamin E-Öl, ätherisches Öl und ggf. den Konservierungsstoff hinzufügen. Alles gut verrühren.

Abfüllen:

- Die fertige Creme in ein sauberes, desinfiziertes Glas oder einen Tiegel füllen.

Tipps zur Anpassung

- Für trockene Haut: Mehr Sheabutter oder ein reichhaltiges Öl wie Avocadoöl verwenden.
- Für fettige Haut: Ein leichteres Öl wie Jojoba- oder Traubenkernöl wählen.
- Für sensible Haut: Auf ätherische Öle verzichten und ein beruhigendes Hydrolat wie Kamille verwenden.

Haltbarkeit

- Mit Konservierung: **3 bis 6 Monate** bei kühler und sauberer Lagerung.
- Ohne Konservierung: Innerhalb von **2 bis 4 Wochen** aufbrauchen und im Kühlschrank aufbewahren.

Anwendung

Die Creme sparsam auf die gereinigte Haut auftragen und sanft einmassieren.

Natürliche Konservierungsmittel

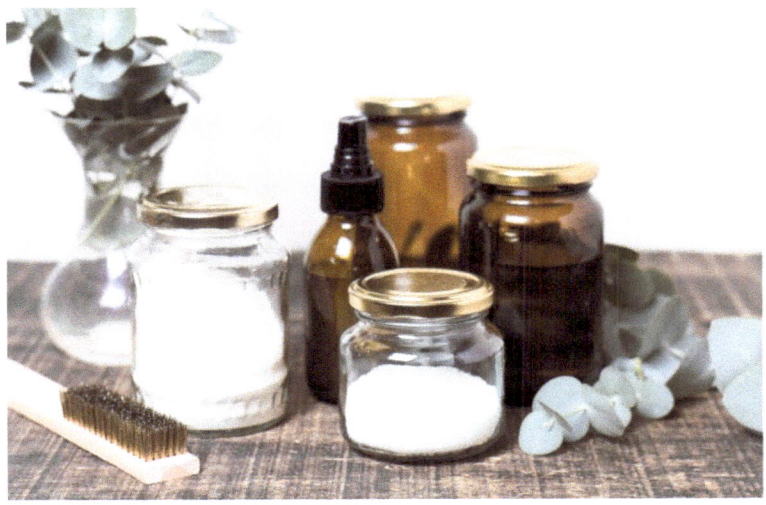

Ätherische Öle

Beispiele:

Teebaumöl, Lavendelöl, Rosmarinöl, Zimtöl

Wirkung:

Antimikrobiell und antifungal.

Einsatz:

Bis zu 1 % der Gesamtmenge.

Hinweis:

Können empfindliche Haut reizen, daher sparsam verwenden.

Vitamin E-Öl (Tocopherol)

Wirkung:

Antioxidans, schützt Fette und Öle vor Oxidation (Ranzig werden).

Einsatz:

0,5–1 % der Gesamtmenge.

Hinweis:

Es schützt nicht vor mikrobiellen Verunreinigungen, wirkt aber als Ölstabilisator.

Grapefruitkernextrakt (Citrus Grandis Extract)

Wirkung:

Antimikrobiell und antifungal.

Einsatz:

0,5–1 % der Gesamtmenge.

Hinweis:

Nicht zu verwechseln mit ätherischem Grapefruitöl.

Rokonsal (Benzylalcohol-DHA)

Wirkung:

Breites antimikrobielles Wirkungsspektrum.

Einsatz:

0,2–1 % der Gesamtmenge.

Hinweis:

Einer der effektivsten natürlichen Konservierungsstoffe für Wasser-Öl-Mischungen.

Alkohol (Ethanol)

Wirkung:

Antibakteriell und antifungal.

Einsatz:

Ab 20 % Anteil der Gesamtmenge.

Hinweis:

Kann die Haut austrocknen und ist daher in empfindlicher Kosmetik nicht ideal.

Honig

Wirkung:

Antibakteriell durch seine niedrige Wasseraktivität und natürliche Enzyme.

Einsatz:

Besonders in Masken und Lippenpflegeprodukten.

Hinweis:

In Produkten mit hohem Wasseranteil nicht ausreichend kon-
servierend.

Rosmarinextrakt (Rosmarinus Officinalis)

Wirkung:

Antioxidans, schützt Öle und Fette vor Oxidation.

Einsatz:

0,2–0,5 % der Gesamtmenge.

Hinweis:

Kein Schutz vor mikrobieller Verunreinigung.

Silber-Citrat oder kolloidales Silber

Wirkung:

Antibakteriell und antimikrobiell.

Einsatz:

Bis zu 0,1 % der Gesamtmenge.

Hinweis:

Umstritten in Bezug auf langfristige Wirkung und Sicherheit.

Cosgard

Cosgard (INCI: **Dehydroacetic Acid, Benzyl Alcohol**) ist ein effektives und vielseitiges Konservierungsmittel, das oft in Naturkosmetik verwendet wird. Es schützt vor Bakterien, Hefen und Schimmel und eignet sich besonders für wasserbasierte Formulierungen wie Cremes, Lotion, Shampoos oder Haarsprays.

Eigenschaften von Cosgard

- **Wirkungsspektrum:** Breitbandkonservierung gegen Bakterien, Pilze und Hefen.
- **Kompatibilität:** Geeignet für kosmetische Produkte mit einem pH-Wert zwischen 4 und 7.
- **Zulassung:** In der EU als Konservierungsmittel in kosmetischen Produkten zugelassen. Es entspricht den Anforderungen der COSMOS- und ECOCERT-Zertifizierung.

- **Form:** Klare, leicht gelbliche Flüssigkeit mit mildem Geruch.
- **Löslichkeit:** Gut wasserlöslich, kann direkt in die Wasserphase oder am Ende des Herstellungsprozesses eingearbeitet werden.

Dosierung

- Empfohlene Einsatzkonzentration: **0,6–1%** der Gesamtmenge des Produkts.

Beispiel:

- Für **100 ml** Haarspray oder Creme: **0,6–1 ml Cosgard**.
- Für 500 ml: 3–5 ml Cosgard.

Einfach abmessen mit einer Spritze oder Tropfpipette.

Einsatz in der Formulierung

Schritt 1: Prüfe den pH-Wert deines Produkts (idealerweise zwischen 4 und 7). Wenn der pH-Wert höher ist, senke ihn mit Zitronensäure oder Milchsäure.

Schritt 2: Füge Cosgard zum Schluss der Formulierung hinzu, wenn das Produkt handwarm (ca. <40 °C) ist, um die Wirksamkeit nicht zu beeinträchtigen.

Schritt 3: Rühre gut um, damit sich das Konservierungsmittel gleichmäßig verteilt.

Anwendungsbereiche

Cosgard ist geeignet für:

- Cremes und Lotionen (wasserhaltige Emulsionen).
- Haarsprays und Leave-in-Produkte.
- Shampoos und Duschgels.
- Wassersprays oder Gesichtswässer.

Nicht geeignet für wasserfreie Produkte (z. B. reine Öle oder Wachse), da Mikroorganismen in solchen Produkten kaum wachsen.

Haltbarkeit

Produkte, die mit Cosgard konserviert sind, können bei sachgemäßer Lagerung (kühl, dunkel, sauber) etwa **3 bis 6 Monate** haltbar sein, je nach Rezeptur und Wassergehalt.

Wichtige Hinweise

Verträglichkeit prüfen: Vor der Verwendung in einem neuen Produkt einen Patch-Test durchführen, da Benzylalkohol in seltenen Fällen Hautirritationen hervorrufen kann.

Nicht überdosieren: Zu hohe Konzentrationen könnten die Haut reizen oder den Duft des Produkts beeinträchtigen.

Fazit

Cosgard ist ein sicheres und zuverlässiges Konservierungsmittel für die meisten DIY-Kosmetikprojekte. Mit einer Dosierung von **0,6% bis 1%** schützt es effektiv wasserhaltige Produkte vor mikrobieller Kontamination, ohne den pH-Wert oder die Formulierung zu stark zu beeinflussen.

Leucidal

Leucidal ist ein natürlicher Konservierungsstoff, der hauptsächlich in der Kosmetik- und Hautpflegeindustrie verwendet wird. Es wird aus fermentiertem Radieschenwurzelextrakt (Raphanus sativus) hergestellt und gilt als eine sanfte, natürliche Alternative zu synthetischen Konservierungsstoffen. Hier sind die wichtigsten Aspekte von Leucidal:

Herstellung

Fermentation: Leucidal wird durch die Fermentation von Radieschen mit dem Bakterium Leuconostoc kimchii hergestellt. Während der Fermentation produziert das Bakterium Peptide, die antimikrobielle Eigenschaften besitzen.

Aktive Substanzen: Die antimikrobielle Wirkung beruht auf den antimikrobiellen Peptiden, die das Wachstum von Bakterien und Pilzen hemmen.

Eigenschaften
Antimikrobielle Wirkung

Leucidal schützt kosmetische Produkte vor dem Wachstum von Bakterien, Hefen und Schimmelpilzen.

Es ist besonders wirksam gegen grampositive Bakterien, kann aber auch gegen einige gramnegative Bakterien wirken.

Sanft zur Haut

Da es aus natürlichen Inhaltsstoffen besteht, gilt Leucidal als sanft und hautverträglich, auch für empfindliche Hauttypen.

Es ist nicht irritierend und wird oft in natürlichen und Bio-Hautpflegeprodukten verwendet.

Breites pH-Spektrum

Leucidal ist in einem pH-Bereich von 3 bis 8 stabil, was es für verschiedene kosmetische Formulierungen geeignet macht.

Viskosität

Leucidal ist eine flüssige Substanz, die leicht in wässrige und gelartige Formulierungen integriert werden kann.

Geruch

Es hat einen leichten, natürlichen Geruch, der in den meisten kosmetischen Produkten nicht wahrnehmbar ist.

Verwendung

Kosmetische Produkte: Wird in Feuchtigkeitscremes, Seren, Gesichtswässern, Lotionen, Shampoos und Conditionern verwendet.

Dosierung

Üblicherweise in Konzentrationen von 2-4% eingesetzt, abhängig von der Formulierung und dem gewünschten Konservierungseffekt.

Haltbarkeit

Es verlängert die Haltbarkeit von Produkten, allerdings nicht so lange wie synthetische Konservierungsstoffe. Daher wird es oft mit anderen natürlichen Konservierungsmitteln kombiniert.

Vorteile

Natürlichkeit: Ideal für Naturkosmetik und Bio-Produkte.

Hautverträglichkeit: Mild und weniger wahrscheinlich allergische Reaktionen auszulösen als synthetische Konservierungsstoffe.

Umweltfreundlich: Biologisch abbaubar und weniger umweltbelastend als synthetische Alternativen.

Nachteile

Begrenzte Wirksamkeit: Möglicherweise weniger effektiv gegen bestimmte Mikroorganismen oder in sehr anspruchsvollen Formulierungen im Vergleich zu synthetischen Konservierungsstoffen.

Kombination notwendig: Häufig in Kombination mit anderen Konservierungsmitteln verwendet, um eine umfassende antimikrobielle Wirkung zu gewährleisten.

Haltbarkeit: Produkte mit Leucidal können eine kürzere Haltbarkeit haben, insbesondere in Formulierungen mit hohem Wasseranteil.

Zusammenfassung

Leucidal ist ein natürlicher, milder Konservierungsstoff, der aus fermentiertem Radieschen gewonnen wird. Es bietet antimikrobielle Eigenschaften, ist hautfreundlich und umweltverträglich, eignet sich jedoch besser für Produkte mit einem moderaten Konservierungsbedarf oder in Kombination mit anderen Konservierungsmitteln.

Wichtige Hinweise zur Anwendung:

- **Hygiene:** Achten Sie bei der Herstellung auf saubere Utensilien und Behälter.
- **Dosierung:** Konservierungsstoffe immer gemäß Herstellerangaben dosieren. Eine zu niedrige Konzentration kann unwirksam sein.
- **Lagerung:** Produkte kühl und dunkel lagern, um die Haltbarkeit zu maximieren.
- **Produkttest:** Selbst mit Konservierungsstoffen sollten Sie regelmäßig auf Geruch, Farbe und Konsistenz achten, um Veränderungen rechtzeitig zu erkennen.

Durch die Kombination mehrerer Konservierungsmethoden, wie Vitamin E-Öl mit Grapefruitkernextrakt, können Sie die Haltbarkeit Ihrer Produkte zusätzlich optimieren.

Keratin Shampoo

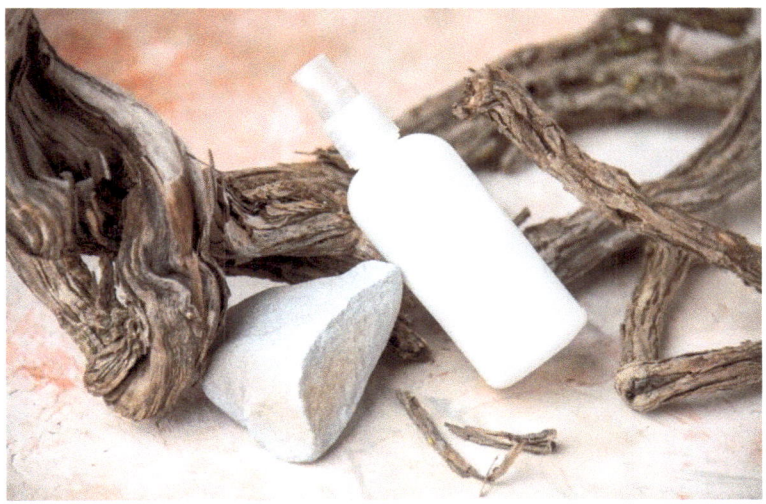

Ein DIY-Haarshampoo lässt sich mit wenig Aufwand selbst herstellen und bietet eine natürliche Alternative zu herkömmlichen Produkten. Dieses Shampoo reinigt das Haar sanft, schützt es vor alltäglichen Belastungen und fördert kräftiges, gesundes Haar – komplett ohne synthetische Zusätze. Dank wirkungsvoller Inhaltsstoffe wie Keratin, Silicium und pflanzlichen Extrakten wird die Haarstruktur gestärkt, und sprödes Haar gehört der Vergangenheit an.

Die Zubereitung erfordert nur wenige, preiswerte Zutaten: Wasser, Gelatine, Sodium Lauroyl Sarcosinate (eine milde Reinigungssubstanz, deren Beschreibung später folgt) sowie eine pflanzliche Tinkturmischung aus Klettenwurzel, Basilikum und Brennnessel. Keratin und Silicium festigen das Haar, während ein Hauch von Olivenöl für geschmeidigen Glanz sorgt.

Anleitung zur Herstellung

Benötigte Zutaten:

- 1/2 Päckchen Gelatine (entspricht ca. 5 g)
- 350 ml Wasser
- 10 % von 400 ml Wasser-Gelatine-Mischung Alkohol (40 %) Kräutertinktur (Klettenwurzel, Basilikum, Brennnessel)
- 5 ml Keratin
- 20-30 ml kolloidales Silicium
- 15 ml Öl (z.B. 5 ml Avocadoöl, 5ml Mohnsamen Öl, 5 ml Reisöl)
- 5-15 % Sodium Lauroyl Sarcosinate (50 ml)
- 4 Tropfen Zirbelöl
- 4-5 TL Speisestärke

Konservierungsstoffe und Emulgator:

- Zitronensäure: Eine Messerspitze, um den pH-Wert anzupassen.
- Vitamin E Öl Dosierung: 0,5–1 % der Gesamtmenge (z. B. 5–10 Tropfen für 500 ml Shampoo).
- Rosmarinöl: Antioxidativ und antibakteriell. Dosierung: 3–5 Tropfen pro 100 ml Shampoo.
- 0,5-1% Grapefruitkernextrakt 2,5 ml
- 2,5 ml Coscard

- 15 gr. Olivem 1000 (Emulgator 3-8%)

Schritt-für-Schritt-Anleitung

Schritt 1: Gelatine-Wasser-Grundmischung herstellen

- Erhitze **350 ml Wasser**, bis es warm (nicht kochend) ist.
- Gib das **halbe Päckchen Gelatine** ins Wasser und rühre gründlich, bis sie vollständig aufgelöst ist.

Schritt 2: Speisestärke hinzufügen

- Gib **4 TL Speisestärke** hinzu. Lasse die Mischung auf Raumtemperatur abkühlen.
- Rühre die Mischung gut um, bis eine gleichmäßige, leicht angedickte Konsistenz entsteht.

Schritt 3: Alkohol oder Kräutertinktur einmischen

- Füge entweder **10 % Alkohol (40 %)** oder **10 % Kräutertinktur** in die Gelatine-Mischung hinzu.
  - Für die Kräutertinktur kannst du getrocknete Klettenwurzel, Basilikum und Brennnessel verwenden. Diese in Alkohol einlegen und mindestens 2 Wochen ziehen lassen.
- Vermische alles gründlich.

Schritt 4: Pflegende Inhaltsstoffe ergänzen

- Gib 5 ml Keratin, 5 Tropfen Pentaventin (hat große feuchtigkeitsspendende Eigenschaften) und 20-30 ml kolloidales Silicium in die Mischung.
- Füge **das Öl mit dem Emulgator Olivem 1000** in eine Schüssel und erhitze diese in einem Wasserbad, bis es flüssig ist und rühre dies in die Mischung.

Schritt 5: Reinigungssubstanz einarbeiten

- Ergänze **5-15 % Sodium Lauroyl Sarcosinate** (je nach gewünschter Schaumbildung).
- Beispiel: Für 400 ml Mischung wären das ca. 20-60 ml.
- Rühre die Mischung, bis die Substanz vollständig eingearbeitet ist.

Schritt 6: Duft und Veredelung und Konservierungsstoffe

- Träufle **4 Tropfen Zirbelöl** in die Mischung, um einen angenehmen Duft zu erzielen.
- Rühre noch einmal gründlich, um eine homogene Konsistenz zu erhalten. Du kannst aber auch andere Duftstoffe nehmen.
- Füge nun alle Konservierungsstoffe hinzu.

Schritt 7: Fertigstellung und Anwendung

- Fülle dein selbstgemachtes Shampoo in eine saubere Flasche (am besten mit Pump- oder Schraubverschluss).

- Vor jeder Anwendung leicht schütteln, da sich die Bestandteile absetzen können.

- Massiere das Shampoo ins feuchte Haar ein, lasse es 1-2 Minuten einwirken und spüle es gründlich aus

Hinweise und Tipps

Bewahre das Shampoo im Kühlschrank auf und verbrauche es innerhalb von **3 bis 6 Monaten**. Als Tipp für weitere Pflege füge 4 gr. Manjishta Pulver am Schluss hinzu.

Manjistha-Pulver (Rubia cordifolia) ist ein ayurvedisches Kraut mit entzündungshemmenden, entgiftenden und antioxidativen Eigenschaften. Manjistha ist ideal für strahlende Haut und gesundes Haar.

Für die Haut:

- Entzündungshemmend: Lindert Hautreizungen und Rötungen.

- Hautaufhellend: Fördert einen gleichmäßigen Teint und reduziert Hyperpigmentierung.

- Entgiftend: Klärt die Haut und hilft bei Unreinheiten.

Für die Haare:

- Beruhigt die Kopfhaut: Reduziert Schuppen und fördert eine gesunde Kopfhaut.
- Stärkt das Haar: Unterstützt gesunde Haarfollikel und kräftigt das Haar.

Kurze Erklärung der Wirkweise der genannten Inhaltsstoffe

Wirkung Gelatine:

- Gelatine enthält Kollagen, das die Haarstruktur stärkt und geschädigtes Haar glättet.
- Bildet einen schützenden Film um die Haare, wodurch sie geschmeidiger und weniger brüchig werden.
- Verleiht dem Shampoo eine leichte Gel-Konsistenz.

Wirkung Alkohol:

- Wirkt als Konservierungsmittel und hemmt das Wachstum von Bakterien und Schimmel.
- Fördert die Durchblutung der Kopfhaut und sorgt für ein erfrischendes Gefühl.

Wirkung Kräutertinktur:

(Klettenwurzel, Basilikum, Brennnessel):

- Klettenwurzel: Regt das Haarwachstum an und stärkt die Haarwurzeln.
- Basilikum: Wirkt entzündungshemmend und beruhigt die Kopfhaut.
- Brennnessel: Fördert die Durchblutung und verbessert die Nährstoffversorgung der Haarfollikel.

Wirkung Keratin:

- Keratin ist ein essenzielles Protein für die Haarstruktur.
- Repariert geschädigtes Haar und glättet raue Haaroberflächen.
- Verleiht dem Haar Festigkeit, Elastizität und Glanz.

Wirkung kolloidales Silicium:

- Silicium stärkt die Haarfollikel und verbessert die Haarstruktur.
- Fördert die Elastizität und Widerstandsfähigkeit der Haare.
- Unterstützt die Regeneration von Haaren und Kopfhaut.

Wirkung Olivenöl:

- Spendet Feuchtigkeit und macht das Haar geschmeidig.
- Nährt die Kopfhaut mit Antioxidantien und Vitaminen (z. B. Vitamin E).
- Bildet eine schützende Schicht, die Haarbruch und Spliss vorbeugt.

Wirkung Sodium Lauroyl Sarcosinate:

- Milde, hautfreundliche Reinigungssubstanz, die Schmutz und überschüssiges Öl entfernt.
- Sorgt für einen angenehmen Schaum und verbessert die Verteilbarkeit des Shampoos.
- Reizt die Haut weniger als andere Tenside und ist biologisch abbaubar

Wirkung Zirbelöl:

- Ätherisches Öl mit beruhigender und erfrischender Wirkung.
- Wirkt antibakteriell und unterstützt die Gesundheit der Kopfhaut.
- Verleiht dem Shampoo einen angenehmen, natürlichen Duft.

Wirkung Speisestärke:

- Dickt die Gelatine-Wasser-Mischung an und sorgt für eine cremige Konsistenz.
- Macht das Shampoo besser dosierbar und einfacher in der Anwendung.
- Hinterlässt ein geschmeidiges Gefühl auf den Haaren. Wirkung der Konservierungsstoffe

Zitronensäure:

Zitronensäure wird oft verwendet, um den pH-Wert von Produkten wie Shampoos oder Kosmetika anzupassen. Sie hilft, den pH-Wert in den sauren Bereich zu bringen, was die Hautfreundlichkeit fördert und die Stabilität von Formulierungen unterstützt. In kleinen Mengen hat sie auch eine reinigende Wirkung und kann Ablagerungen entfernen.

Vitamin E Öl:

Vitamin E ist ein starkes Antioxidans, das die Haut vor freien Radikalen schützt und die Hautalterung verlangsamen kann. Es wirkt feuchtigkeitsspendend und regenerierend. In Shampoos hilft es, das Haar zu stärken und schützt es vor Umweltschäden. Die Dosierung von 0,5–1 % ist ausreichend, um die gewünschten Vorteile zu erzielen, ohne das Produkt zu überlasten.

Rosmarinöl:

Rosmarinöl hat antioxidative, antibakterielle und entzündungshemmende Eigenschaften. Es fördert die Durchblutung der Kopfhaut, was das Haarwachstum anregen kann. Zudem hilft es bei der Bekämpfung von Schuppen und anderen Kopfhautproblemen. Die Dosierung von 3–5 Tropfen pro 100 ml Shampoo ist ausreichend, um diese Vorteile zu nutzen, ohne dass der Duft zu intensiv wird.

Grapefruitkernextrakt:

Grapefruitkernextrakt hat antimikrobielle Eigenschaften und wird verwendet, um das Wachstum von Bakterien, Viren und Pilzen zu hemmen. Es kann helfen, die Kopfhaut zu reinigen und Entzündungen zu reduzieren. Die Dosierung von 0,5–1 % ist effektiv, um die antibakterielle Wirkung zu nutzen, ohne die Haut zu reizen.

Diese Inhaltsstoffe wirken in Kombination pflegend, stärkend und schützend, wobei sie gleichzeitig sanft zur Kopfhaut und umweltfreundlich sind.

Anleitung zur Herstellung von Lippenbalsam

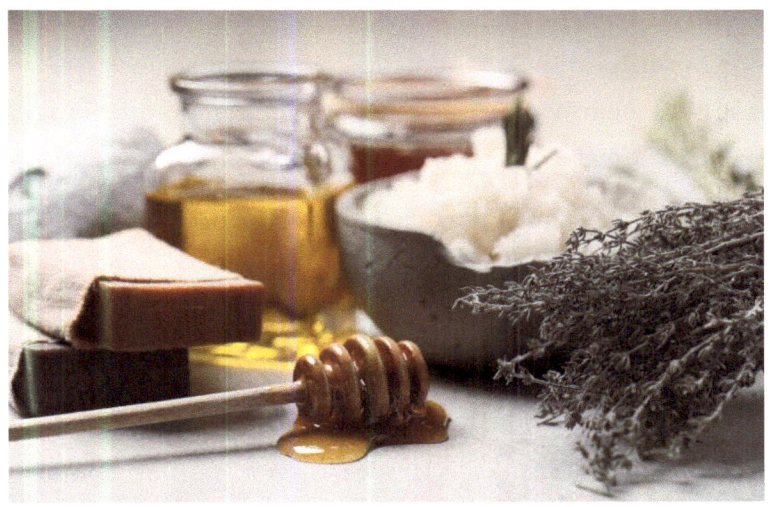

Zutaten

- 1 EL Sheabutter
- 2 EL Kokosöl
- 1,5 EL Bienenwachs
- 1,5 EL Aroma nach Wahl
- 20 Tropfen Ringelblumen-Kamillen-Tinktur
- 50 g Sheabutter
- 100 ml Mandelöl (z. B. aus Gänseblümchen)
- 10 g Bienenwachs
- 15 Tropfen Vitamin E-Öl
- 2 EL Honig

Zubereitung

Schritt 1: Fett- und Wachsmischung schmelzen:

- Sheabutter, Kokosöl, Mandelöl und Bienenwachs in ein hitzebeständiges Glas oder eine Schüssel geben.
- Über einem Wasserbad bei niedriger Temperatur langsam schmelzen lassen.

Schritt 2: Wasser und Tinktur erwärmen:

- In einem separaten Glas Wasser und die Ringelblumen-Kamillen-Tinktur ebenfalls leicht erwärmen (**nicht kochen!**)

Schritt 3: Emulsion herstellen:

- Das erwärmte Wasser-Tinktur-Gemisch unter ständigem Rühren langsam in die geschmolzene Fett-Wachs-Mischung einrühren, bis eine homogene Masse entsteht.

Schritt 4: Abkühlen lassen:

- Das Glas oder die Schüssel in ein kaltes Wasserbad stellen, um die Mischung abzukühlen.

Schritt 5: Weitere Zutaten einmischen:

- Bei lauwarmer Temperatur Honig, Aroma und Vitamin E-Öl hinzufügen. Gründlich verrühren, bis alles gut vermischt ist.

Schritt 6: Abfüllen:

- Die fertige Mischung in kleine Tiegel füllen.

Schritt 7: Erkalten lassen:

- Den Lippenbalsam vollständig aushärten lassen, bevor die Tiegel verschlossen werden.

Kolloidale Silber Gesichtscreme

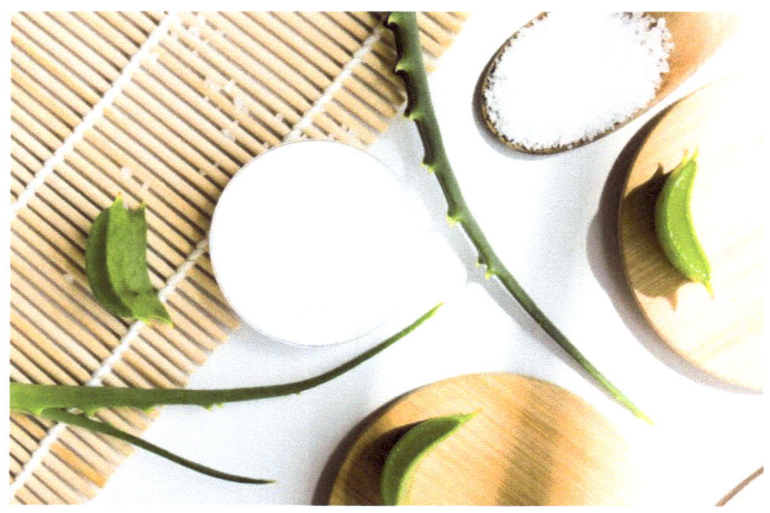

Zutaten (für ca. 100 ml Creme)

Fettphase:

- 20 g Sheabutter (oder eine Mischung aus Kakaobutter und Sheabutter)
- 10 g Bienenwachs oder pflanzliches Emulsan als Emulgator
- 10 ml Jojobaöl (oder Mandelöl, Arganöl)

Wasserphase:

- 50 ml kolloidales Silber (10–25 ppm)

Zusätze:

- 10 Tropfen Vitamin E-Öl (natürliches Antioxidans)
- 5–10 Tropfen ätherisches Öl (z. B. Lavendel, Kamille oder Teebaum, optional)
- 1 TL Aloe Vera Gel (optional, für zusätzliche Feuchtigkeit)
- Natürlicher Konservierungsstoff (z. B. Rokonsal oder Grapefruitkernextrakt, optional

Anleitung

Schritt 1: Vorbereitung:

Arbeitsfläche und Utensilien (Schalen, Rührstäbe, Tiegel) gründlich reinigen und desinfizieren.

Schritt 2: Fettphase schmelzen:

Die Sheabutter, das Bienenwachs (oder Emulgator) und das Öl in einer hitzebeständigen Schüssel über einem Wasserbad langsam schmelzen, bis alles flüssig ist.

Schritt 3: Wasserphase erwärmen:

Kolloidales Silber in einem separaten Behälter ebenfalls leicht erwärmen (nicht über 40 °C, um die Wirkung nicht zu beeinträchtigen).

Schritt 4: Emulgieren:

Die Fettphase vom Wasserbad nehmen und die Wasserphase langsam unter ständigem Rühren (am besten mit einem kleinen Schneebesen oder Milchaufschäumer) in die Fettphase einarbeiten. Rühren, bis eine cremige Konsistenz entsteht.

Schritt 5: Abkühlen lassen:

Die Mischung abkühlen lassen, dabei gelegentlich umrühren, um die Textur geschmeidig zu halten.

Schritt 6: Zusätze einrühren:

Sobald die Creme handwarm ist, Vitamin E-Öl, ätherische Öle, Aloe Vera Gel und ggf. den Konservierungsstoff einrühren.

Schritt 7: Abfüllen:

Die fertige Creme in einen sauberen, desinfizierten Tiegel füllen.

Anwendung

Die Creme sparsam auf gereinigte Haut auftragen und sanft einmassieren. Sie eignet sich besonders für gereizte, entzündete oder empfindliche Haut.

Haltbarkeit

Mit Konservierung: Bis zu 3 Monate bei kühler und hygienischer Lagerung.

Ohne Konservierung: Maximal 4 Wochen, am besten im Kühlschrank lagern.

Hinweise

- Kolloidales Silber wirkt antimikrobiell, entzündungshemmend und beruhigend auf die Haut.
- Verwenden Sie hochwertiges kolloidales Silber mit einer Konzentration von 10–25 ppm.
- Für sensible Hauttypen ätherische Öle sparsam dosieren oder weglassen.

Diese Creme eignet sich hervorragend zur Pflege bei Hautunreinheiten, Rötungen oder trockenen Stellen und fördert die natürliche Regeneration der Haut.

Welche Pflanzen/Stoffe für jugendliche Haut?

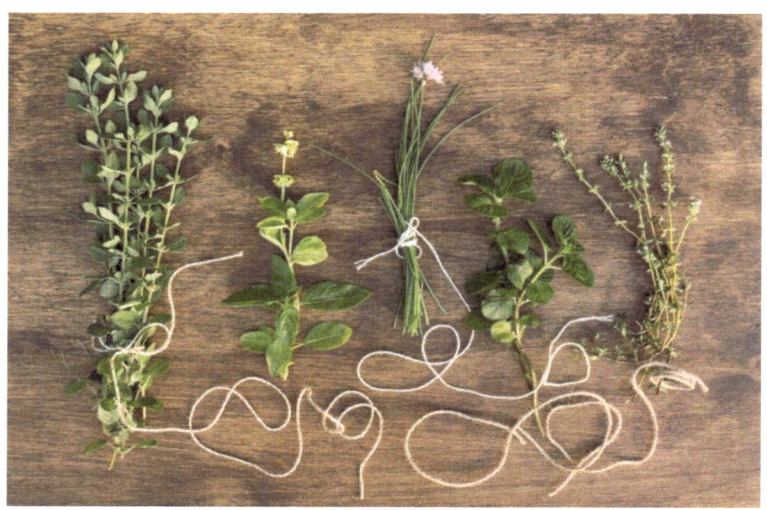

Kurze Beschreibung der Wirkung auf die Hautgesundheit

Rotklee

Wirkung: Enthält Phytoöstrogene (Isoflavone), die die Hautelastizität fördern und bei der Reduktion von feinen Linien und Falten helfen können. Unterstützt die Feuchtigkeitsversorgung und wirkt entzündungshemmend, wodurch es bei Hautirritationen nützlich ist.

Besonders geeignet für: Reife Haut und bei hormonellen Hautproblemen.

Blutweiderich

Wirkung: Wirkt entzündungshemmend und antibakteriell. Fördert die Heilung von Hautirritationen wie Akne oder Ekzemen. Stärkt die Hautbarriere und kann bei gereizter oder empfindlicher Haut beruhigend wirken.

Besonders geeignet für: Haut mit Neigung zu Entzündungen und Rötungen.

Gänseblümchen

Wirkung: Enthält Flavonoide und Saponine, die die Haut regenerieren und aufhellen. Fördert die Wundheilung und wirkt beruhigend bei empfindlicher Haut. Kann helfen, Pigmentflecken zu reduzieren.

Besonders geeignet für: Unregelmäßiger Teint und regenerationsbedürftige Haut.

Flachs (Leinsamen)

Wirkung: Reich an Omega-3-Fettsäuren, die die Hautbarriere stärken und Trockenheit reduzieren. Wirkt entzündungshemmend und fördert die Heilung von gereizter oder schuppiger Haut.

Besonders geeignet für: Trockene, schuppige oder empfindliche Haut.

Vitamin C

Wirkung: Ein starkes Antioxidans, das die Haut vor freien Radikalen schützt, die Kollagenproduktion anregt und den Hautton ausgleicht. Reduziert Pigmentflecken und verleiht der Haut ein strahlendes Aussehen.

Besonders geeignet für: Reife, stumpfe Haut oder Haut mit Hyperpigmentierung.

Kolloidales Silicium

Wirkung: Unterstützt die Kollagenbildung und verbessert die Hautelastizität. Fördert die Wundheilung und stärkt die Hautbarriere. Trägt dazu bei, die Haut straffer und widerstandsfähiger zu machen.

Besonders geeignet für: Alternde, strapazierte oder geschädigte Haut.

Aloe Vera

Wirkung: Wirkt stark feuchtigkeitsspendend und entzündungshemmend. Beruhigt gereizte Haut, fördert die Heilung von Wunden und Verbrennungen, und sorgt für ein weiches, geschmeidiges Hautgefühl.

Besonders geeignet für: Trockene, gereizte oder sonnengeschädigte Haut.

Fazit

Jede dieser natürlichen Substanzen bietet einzigartige Vorteile für die Hautgesundheit. Durch die Kombination dieser Wirkstoffe können Hautprobleme gezielt behandelt und die Hautstruktur langfristig gestärkt werden.

Jungbrunnen DIY-Gesichtscreme

Zutaten (für ca. 100 ml Creme)

Fettphase:

- 20 g Pflanzenöl (z. B. Mandelöl, Jojobaöl, oder Arganöl)
- 10 g Kakaobutter, Sheabutter oder Kokosöl (für mehr Pflege)
- 8 g Emulgator (z. B. Olivem 1000, Lecithin oder Emulsan)
- 4 g Bienenwachs (Emulgator)
- 2 g Coenzym Q10 (0,1-1% z.B. 0,5 g)

Wasserphase:

- 30 ml Jungbrunnentinktur (siehe Herstellung der Jungbrunnentinktur)
- 35 ml destilliertes Wasser
- 1-2 g Glycerin (optional, für zusätzliche Feuchtigkeit)
- Optional 0,1-0,5 % Hyaluronsäure (im Wasserphase bis max. 40 Grad. Vorher ca. 20 min aufquellen lassen)

Konservierung & Pflege:

- 5 Tropfen Vitamin E-Öl (Antioxidans für die Öle)
- 3 Tropfen eines ätherischen Öls (z. B. Lavendel, Teebaum, Kamille)
- 2 % Leucidal entspricht 2 ml

- Natürlicher Konservierungsstoff (z. B. Rokonsal oder Grapefruitkernextrakt, optional

Optional kann hier auch Manjishta Puder mit reingemischt werden für zusätzliche Pflege. Die Creme bekommt hier eine rötliche Farbe. Für die vorgegebene Mengenangabe würde ich 1-2 g unterrühren. Man sagt bei Haut und Haarprodukten nimmt man zwischen 0,5% bis 2% von der Gesamtmenge.

Anleitung

Vorbereitung:

- Alle Arbeitsmaterialien (Schalen, Rührstäbe, Behälter) gründlich reinigen und desinfizieren, um Verunreinigungen zu vermeiden.

Fettphase schmelzen:

- Pflanzenöl, Butter und den Emulgator in eine hitzebeständige Schüssel geben.
- Über einem Wasserbad langsam schmelzen, bis alles vollständig flüssig ist.

Wasserphase erwärmen:

- Jungbrunnen-Tinktur in einer separaten Schüssel ebenfalls über einem Wasserbad auf etwa 60 °C erwärmen. Danach das Leucidal hinzufügen.

Emulgieren:

- Die Wasserphase langsam und unter ständigem Rühren in die Fettphase gießen.
- Mit einem Milchaufschäumer oder kleinen Schneebesen kräftig rühren, bis die Mischung eine cremige Konsistenz annimmt.

Abkühlen lassen:

- Die Creme auf lauwarme Temperatur abkühlen lassen und dabei gelegentlich umrühren, um die Konsistenz zu verbessern.

Pflegestoffe hinzufügen:

- Vitamin E-Öl, Q10, ätherisches Öl und die Konservierungsstoff hinzufügen. Alles gut verrühren.

Abfüllen:

- Die fertige Creme in ein sauberes, desinfiziertes Glas oder einen Tiegel füllen.

Tipps zur Anpassung

- Für trockene Haut: Mehr Sheabutter oder ein reichhaltiges Öl wie Avocadoöl verwenden.
- Für fettige Haut: Ein leichteres Öl wie Jojoba- oder Traubenkernöl wählen.
- Für sensible Haut: Auf ätherische Öle verzichten und ein beruhigendes Hydrolat wie Kamille verwenden.

Haltbarkeit

- Mit Konservierung: **2 bis 4 Monate** bei kühler und sauberer Lagerung.
- Ohne Konservierung: Innerhalb von **2 bis 4 Wochen** aufbrauchen und im Kühlschrank aufbewahren.

Anwendung

Die Creme sparsam auf die gereinigte Haut auftragen und sanft einmassieren.

Jungbrunnen-Tinktur aus Blutweiderich, Rotklee und Gänseblümchen selbst herstellen

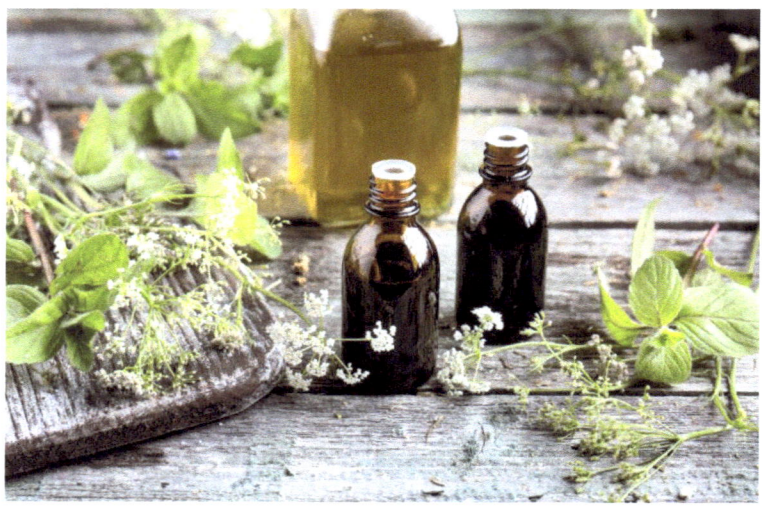

Zutaten

- 20 g getrockneter oder 40 g frischer Blutweiderich
- 20 g getrocknete oder 40 g frische Rotklee-Blüten
- 20 g getrocknete oder 40 g frische Gänseblümchen
- 250 ml hochprozentiger Alkohol (z. B. 40% Wodka oder Doppelkorn)
- Ein steriles Glasgefäß mit Schraubdeckel
- Dunkle Tropfflaschen (zur Aufbewahrung)

Anleitung

Vorbereitung der Zutaten:

- Frische Kräuter: Sorgfältig abspülen, trocknen und grob zerkleinern.
- Getrocknete Kräuter: Direkt verwenden, kein weiteres Zerkleinern nötig.

Füllen des Glases:

- Die Kräuter (Blutweiderich, Rotklee und Gänseblümchen) in das sterile Glasgefäß geben.
- Die Kräuter sollten das Glas etwa zur Hälfte füllen, damit ausreichend Platz für den Alkohol bleibt.

Alkohol hinzufügen:

- Den Alkohol in das Glas gießen, bis die Kräuter vollständig bedeckt sind.
- Das Glas gut verschließen und vorsichtig schütteln, um Luftblasen zu entfernen.

Mazerieren:

- Das Glas an einem dunklen, kühlen Ort aufbewahren.
- Für die nächsten 4-6 Wochen täglich schütteln, damit die Wirkstoffe der Kräuter gut in den Alkohol übergehen.
- Während der Mazerationszeit darauf achten, dass die Kräuter immer mit Alkohol bedeckt bleiben, um Schimmelbildung zu vermeiden.

Filtrieren:

- Nach 4-6 Wochen die Tinktur durch ein feines Sieb oder ein Baumwolltuch filtern, um die festen Bestandteile zu entfernen.
- Die klare Tinktur in dunkle Tropfflaschen füllen, um sie vor Licht zu schützen.

Beschriftung und Aufbewahrung:

- Die Tropfflaschen mit Inhalt und Datum beschriften.
- An einem dunklen, kühlen Ort aufbewahren. Die Tinktur ist so bis zu 1 Jahr haltbar.

Anwendung

Äußerlich

Bis zu 50% Tinktur kann in die Wasserphase in Cremes oder Gesichtswasser gemischt werden, um entzündungshemmende und regenerierende Eigenschaften zu nutzen.

Innerlich

Bei Bedarf 10-20 Tropfen in Wasser oder Tee geben (nur nach Rücksprache mit einem Experten oder Arzt).

Diese Tinktur vereint die heilenden und hautregenerierenden Eigenschaften von Blutweiderich, Rotklee und Gänseblümchen und eignet sich hervorragend für die Hautpflege und als Zusatz in selbstgemachter Kosmetik.

Anleitung zur Herstellung eines Kollagenbooster-Gesichtswassers

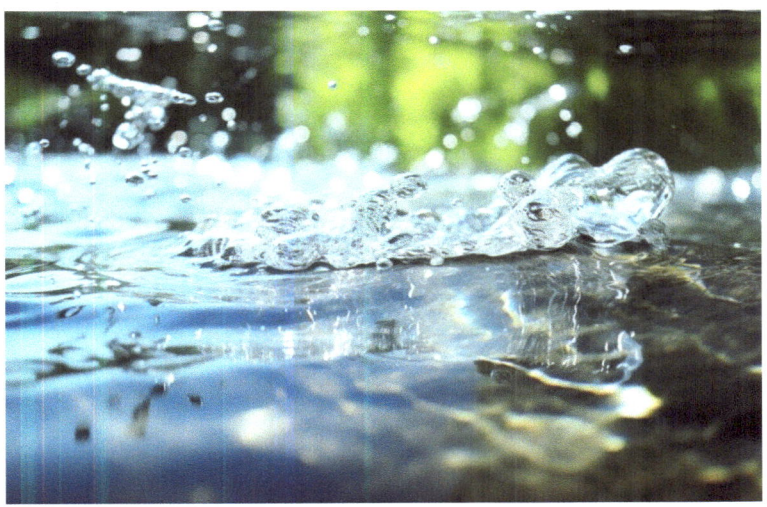

Zutaten

- **100 ml Rosenwasser** (feuchtigkeitsspendend und beruhigend)
- 1 TL Kollagenpulver (hydrolysiertes Kollagen) (fördert die Hautelastizität)
- **10 ml Aloe-Vera-Gel** (spendet Feuchtigkeit und wirkt entzündungshemmend)
- 10 Tropfen Vitamin-C-Serum oder 10 ml Vitamin-C-Pulver (antioxidativ und aufhellend)
- 5 Tropfen Hyaluronsäurelösung (optional) (intensive Feuchtigkeitsversorgung)

- 3 Tropfen ätherisches Lavendelöl (beruhigend und regenerierend)
- 1 Messerspitze Natriumbenzoat oder Kaliumsorbat (natürlicher Konservierungsstoff)

Anleitung

Basis vorbereiten:

- Gieße das Rosenwasser in eine saubere, sterilisierte
Glas- oder Kunststoffflasche mit Sprühverschluss.

Kollagenpulver lösen:

- Das Kollagenpulver in das Rosenwasser geben und gut
umrühren oder die Flasche leicht schütteln, bis sich
das Pulver vollständig aufgelöst hat.

Aloe-Vera-Gel hinzufügen:

- Füge das Aloe-Vera-Gel hinzu und rühre es gründlich
unter die Mischung, um eine gleichmäßige Textur zu
erreichen.

Vitamine und Hyaluronsäure einmischen:

- Gib das Vitamin-C-Serum und die Hyaluronsäurelösung (falls verwendet) in die Mischung und rühre gut
um.

Ätherisches Öl hinzufügen:

- Tropfe das ätherische Lavendelöl in die Mischung und
schüttle die Flasche leicht, damit sich die Zutaten gut
vermischen.

Konservierung:

- Rühre Natriumbenzoat oder Kaliumsorbat ein, um die Haltbarkeit zu verlängern. Dies schützt dein Gesichtswasser vor Bakterien und Pilzen.

Abfüllen:

- Die fertige Mischung in eine Sprühflasche füllen, gut verschließen und beschriften.

Anwendung

- Sprühe das Gesichtswasser morgens und abends auf die gereinigte Haut oder gib es auf ein Wattepad und trage es sanft auf.
- Es kann als Feuchtigkeitsspender, Toner oder erfrischender Zwischenschritt in der Pflegeroutine verwendet werden.

Haltbarkeit

Bei kühler Lagerung und Verwendung eines Konservierungsstoffes ist das Gesichtswasser bis zu 6 Wochen haltbar. Ohne Konservierung sollte es innerhalb von 1-2 Wochen aufgebraucht und im Kühlschrank aufbewahrt werden.

Dieses Kollagenbooster-Gesichtswasser spendet der Haut Feuchtigkeit, fördert die Elastizität und unterstützt ein strahlendes, jugendliches Aussehen.

Herstellung eines natürlichen Deos

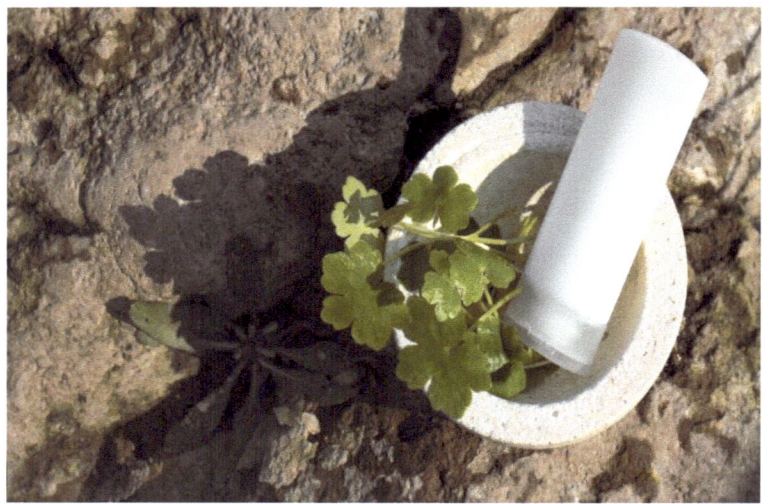

Zutaten

- 100 ml Wasser (als Basis)
- **2 EL Speisestärke** (bindet Feuchtigkeit)
- **2 EL Natron** (neutralisiert Gerüche)
- **5-10 Tropfen ätherisches Öl** (z. B. Lavendel, Teebaum oder Zitrone für Frische und antibakterielle Wirkung)

Zubereitung

Mischen der Basis:

- Erhitze das Wasser in einem kleinen Topf, bis es warm (aber nicht kochend) ist.

- Gib die Speisestärke in das warme Wasser und rühre mit einem Schneebesen, bis sie sich vollständig aufgelöst hat. Es entsteht eine leicht dickflüssige Konsistenz.

Natron hinzufügen:

- Rühre das Natron in die Mischung ein, bis es sich komplett aufgelöst hat. Es sorgt für den geruchsneutralisierenden Effekt.

Ätherisches Öl einfügen:

- Tropfe 5-10 Tropfen des ätherischen Öls deiner Wahl in die Mischung. Lavendel beruhigt die Haut, Teebaumöl wirkt antibakteriell, und Zitrone verleiht Frische.

Abfüllen:

- Lasse die Mischung kurz abkühlen und fülle sie in eine saubere, leere Deoflasche oder ein Roll-on-Behältnis. Alternativ kannst du ein kleines Schraubglas verwenden.

Lagern:

- Bewahre das Deo an einem kühlen, trockenen Ort auf. Vor jeder Anwendung gut schütteln, da sich das Natron und die Speisestärke leicht absetzen können.

Anwendung

Trage das Deo dünn auf die gereinigte Achselhaut auf und lasse es kurz trocknen, bevor du Kleidung anziehst.

Haltbarkeit

Das Deo ist bei kühler Lagerung etwa 1 Monat haltbar. Wenn du eine längere Haltbarkeit möchtest, lagere es im Kühlschrank.

Dieses Deo ist sanft zur Haut, frei von Aluminium und künstlichen Zusätzen, und sorgt für ein frisches, angenehmes Hautgefühl.

Was kann Natron am und im Körper bewirken?

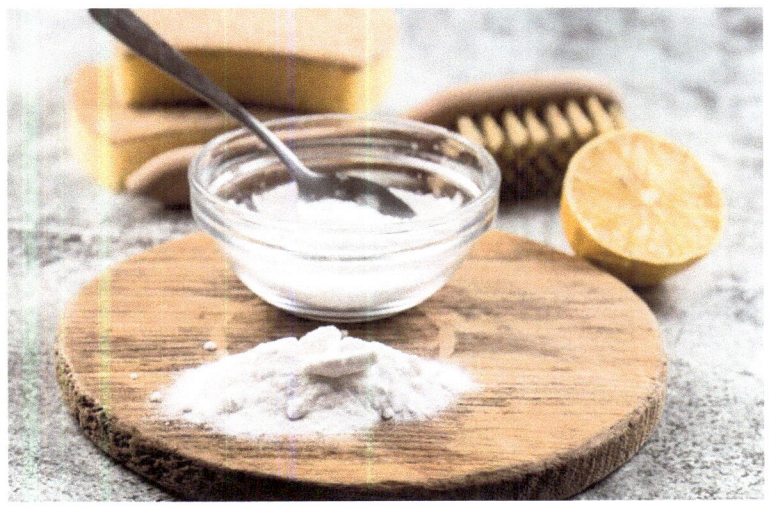

Natron (Natriumhydrogencarbonat) ist ein vielseitiger Inhaltsstoff, der in vielen Pflegeprodukten verwendet wird. Hier sind seine Hauptwirkungen und Anwendungen:

Geruchsneutralisierend

- Natron neutralisiert Gerüche, indem es Säuren bindet und deren Geruchsbildung reduziert.
- Es ist besonders effektiv in Deodorants, da es Schweißgerüche durch die Neutralisierung von Hautsäuren hemmt.

Peeling-Effekt

- In Hautpflegeprodukten wirkt Natron als mildes Peeling, das abgestorbene Hautzellen entfernt und die Haut glättet.
- Es kann bei fettiger oder unreiner Haut helfen, indem es überschüssigen Talg entfernt.

Antibakterielle Eigenschaften

- Natron kann das Wachstum bestimmter Bakterien hemmen, die für unangenehme Gerüche oder Hautprobleme verantwortlich sind.

Regulierung des pH-Wertes

- Natron ist basisch und kann dazu beitragen, den pH-Wert der Haut zu neutralisieren, insbesondere nach Kontakt mit sauren Substanzen.
- Vorsicht: Ein zu hoher Anteil an Natron kann den natürlichen pH-Wert der Haut (leicht sauer) stören und bei empfindlicher Haut Irritationen verursachen.

Reinigende Wirkung

- Natron löst Schmutz, Öl und Rückstände sanft auf, weshalb es in Reinigungsprodukten für Gesicht und Körper verwendet wird.
- In Haarpflegeprodukten wird es manchmal eingesetzt, um Rückstände von Styling-Produkten zu entfernen.

Beruhigend bei Hautreizungen

- Natron kann bei Juckreiz oder leichten Hautirritationen helfen, zum Beispiel nach Insektenstichen oder bei Sonnenbrand.

Einsatzbereiche

Deodorants:

- Zur Geruchsneutralisierung.

Peelings:

- Für glatte, strahlende Haut.

Gesichtsmasken:

- Zur Reinigung von Poren und Beseitigung von Unreinheiten.

Bäder:

- Ein Natronbad kann die Haut weich machen und den Körper entspannen.

Shampoos:

- Als Zusatz, um Rückstände zu entfernen.

Hinweis zur Verwendung

- Natron ist in kleinen Mengen unproblematisch, aber eine übermäßige oder falsche Anwendung kann die Haut austrocknen oder reizen.
- Bei empfindlicher Haut sollte Natron sparsam und in Kombination mit pflegenden Zutaten wie Ölen oder Aloe Vera verwendet werden.

Natron ist ein kostengünstiger und effektiver Inhaltsstoff, der in selbstgemachten Pflegeprodukten vielseitig einsetzbar ist.

Natronbäder und ihre heilende Wirkung

Ein Natronbad (Badezusatz mit Natriumhydrogencarbonat) wird für verschiedene gesundheitliche und kosmetische Zwecke genutzt. Hier sind die wichtigsten Wirkungen:

Entsäuerung des Körpers

Neutralisierung von Säuren

Natron wirkt basisch und kann helfen, überschüssige Säuren im Körper auszugleichen. Es unterstützt die Regulation des pH-Wertes der Haut und des Körpers.

Fördert Entgiftung

Durch Osmose können während des Bades Säuren und Toxine über die Haut ausgeschieden werden.

Hautgesundheit

Beruhigend bei Hautirritationen:

Natron lindert Juckreiz, Rötungen oder Reizungen, z. B. bei Sonnenbrand, Insektenstichen oder Ekzemen.

Weichmachende Wirkung:

Es macht raue, trockene Haut geschmeidig und fördert eine glatte, gepflegte Hautoberfläche.

Reinigung:

Das basische Milieu löst Schmutz, Fett und abgestorbene Hautzellen, ohne die Haut auszutrocknen.

Unterstützung bei Muskel- und Gelenkschmerzen

Entspannung:

Natronbäder können bei Muskelverspannungen und Gelenkschmerzen lindernd wirken.

Fördert die Regeneration:

Nach körperlicher Anstrengung helfen sie, Muskelschmerzen zu reduzieren und die Erholung zu beschleunigen.

Förderung des allgemeinen Wohlbefindens

Stressabbau:

Das basische Wasser entspannt und beruhigt den Körper, was zu einer Verbesserung des Wohlbefindens führen kann.

Anregung der Durchblutung:

Die Wärme des Bades und die basische Wirkung fördern die Durchblutung, was die Versorgung der Haut und des Gewebes verbessert.

Unterstützung bei Pilzinfektionen und Geruchsbeseitigung

- Antimykotische Wirkung: Das basische Milieu kann das Wachstum von Pilzen (z. B. Candida) hemmen.
- Neutralisierung von Körpergerüchen: Natron eliminiert geruchsbildende Säuren und sorgt für ein frisches Gefühl.

Wie wird ein Natronbad zubereitet?

Dosierung:

Ca. **3–4 Esslöffel Natron** pro Vollbad (200 Liter Wasser).

Wassertemperatur:

36–38 °C (angenehm warm, nicht heiß).

Dauer:

20–40 Minuten. Während des Bades gelegentlich mit einem Waschlappen den Körper abreiben, um die Haut von Säuren und Toxinen zu befreien.

Hinweise zur Anwendung

- Natronbäder sind in der Regel gut verträglich, sollten jedoch bei offenen Wunden oder sehr empfindlicher Haut mit Vorsicht angewendet werden.
- Bei chronischen Erkrankungen oder Herz-Kreislauf-Problemen sollte vor der Anwendung ein Arzt konsultiert werden.

- Nach dem Bad empfiehlt sich eine Feuchtigkeitspflege, da das Bad leicht austrocknend wirken kann.

Natronbäder sind eine natürliche und kostengünstige Methode, den Körper zu entspannen, die Haut zu pflegen und den Säure-Basen-Haushalt zu unterstützen.

Regulierung des Säure-Basen-Haushalts

Neutralisierung von Übersäuerung:

Natron kann Magensäure neutralisieren und so bei Sodbrennen, saurem Reflux oder säurebedingten Verdauungsbeschwerden helfen.

Unterstützung der Entsäuerung:

In kleinen Mengen eingenommen, hilft es, den pH-Wert im Körper auszugleichen und einer Übersäuerung des Organismus entgegenzuwirken.

Verbesserung der Verdauung

Linderung von Magenproblemen:

Es beruhigt den Magen bei Blähungen, Völlegefühl oder saurem Aufstoßen.

Förderung der Verdauungsenzyme:

Durch die Neutralisierung von Säuren können Verdauungsenzyme effizienter arbeiten.

Unterstützung der sportlichen Leistung

Milchsäurepuffer:

Natron kann den pH-Wert im Blut stabilisieren und die Bildung von Milchsäure bei intensiver körperlicher Aktivität reduzieren, wodurch die Ausdauer verbessert wird.

Schnellere Regeneration:

Es kann bei Sportlern helfen, die Erholungszeit nach einem intensiven Training zu verkürzen.

Reinigung des Körpers

Entgiftung:

Durch die basische Wirkung kann Natron helfen, Toxine im Körper zu binden und die Nierenfunktion zu unterstützen.

Harnsäureabbau:

Es wird manchmal zur Unterstützung bei Erkrankungen wie Gicht verwendet, da es den Harnsäurespiegel senken kann.

Unterstützung bei Infektionen

Antimikrobielle Eigenschaften:

In Kombination mit Wasser kann Natron die Mundflora verbessern, Bakterien reduzieren und somit Mundgeruch lindern.

Linderung von Harnwegsinfektionen:

Die basische Wirkung kann das Wachstum bestimmter Bakterien hemmen und Beschwerden reduzieren.

Dosierung und Anwendung:

Bei Sodbrennen:

½ Teelöffel Natron in einem Glas Wasser auflösen und langsam trinken.

Zur allgemeinen Unterstützung:

¼ bis ½ Teelöffel in einem Glas Wasser, 1–2-mal pro Woche einnehmen.

Vorsicht und Nebenwirkungen

Überdosierung vermeiden: Zu viel Natron kann den pH-Wert zu stark verschieben und unerwünschte Nebenwirkungen wie Übelkeit, Blähungen oder Durchfall verursachen.

Natriumbelastung: Menschen mit Bluthochdruck, Herzproblemen oder Niereninsuffizienz sollten die Einnahme wegen des hohen Natriumgehalts nur unter ärztlicher Aufsicht durchführen.

Störung der Magensäurebalance: Eine häufige Einnahme kann die natürliche Säureproduktion des Magens beeinträchtigen.

Wechselwirkungen: Natron kann die Wirkung bestimmter Medikamente beeinflussen, z. B. bei Antazida oder Blutdrucksenkern.

Fazit

Natron ist bei gelegentlicher und moderater Einnahme ein vielseitiges Mittel zur Linderung von Übersäuerung, Verdauungsbeschwerden und sportlicher Regeneration. Es sollte jedoch mit Vorsicht und in geeigneten Mengen verwendet werden, insbesondere bei bestehenden Gesundheitsprobleme.

Zeolith-Bäder heilend und verjüngend

Bäder mit Zeolith gelten als natürliche Methode zur Entgiftung, Entspannung und Pflege der Haut. Zeolith, ein vulkanisches Mineral mit einer porösen Struktur, besitzt die Fähigkeit, Schadstoffe zu binden und auszuscheiden. Hier sind die Hauptwirkungen eines Zeolith-Bades:

Entgiftung des Körpers

Bindung von Schadstoffen:

Zeolith kann Gifte, Schwermetalle und überschüssige Säuren aus der Haut aufnehmen und so die Entgiftung über die Haut fördern.

Regulierung des Säure-Basen-Haushalts:

Das basische Milieu unterstützt die Neutralisierung von Säuren und hilft, den Körper zu entsäuern.

Hautpflege und -regeneration

Reinigung der Haut:

Zeolith zieht Schmutz, überschüssiges Fett und abgestorbene Hautzellen an, wodurch die Haut porentief gereinigt wird.

Beruhigung bei Hautirritationen:

Bei Ekzemen, Akne oder empfindlicher Haut wirkt Zeolith beruhigend und lindert Juckreiz sowie Rötungen.

Förderung der Zellregeneration:

Die mineralischen Bestandteile im Zeolith unterstützen die Haut bei der Erneuerung und machen sie geschmeidig.

Unterstützung der Muskulatur und Gelenke

Linderung von Verspannungen:

Ein warmes Zeolith-Bad entspannt die Muskulatur und kann Schmerzen in Gelenken und Muskeln lindern.

Förderung der Durchblutung:

Die Wärme und die Mineralien regen die Durchblutung an, was die Versorgung des Gewebes verbessert.

Verbesserung des Wohlbefindens

Stressabbau:

Das Bad wirkt entspannend und fördert das Wohlbefinden, ideal bei Stress oder nach einem anstrengenden Tag.

Energieausgleich:

Zeolith-Bäder werden in der Naturheilkunde auch genutzt, um das energetische Gleichgewicht im Körper zu fördern.

Anleitung für ein Zeolith-Bad

Zeolith-Dosierung:

- Für ein Vollbad: **2–3 Esslöffel Zeolithpulver** ins Badewasser geben.
- Für ein Fußbad: **1–2 Teelöffel Zeolithpulver** in warmem Wasser auflösen.

Wassertemperatur:

- 36–38 °C (angenehm warm, aber nicht zu heiß, um die
Wirkung zu erhalten).

Dauer des Bades:

- 20–30 Minuten, damit die Haut genügend Zeit hat, die
positiven Eigenschaften aufzunehmen.

Nach dem Bad:

- Nach dem Baden nicht abspülen, sondern die Haut
sanft abtrocknen, um die Mineralien wirken zu lassen.
- Anschließend kann eine leichte Feuchtigkeitspflege
aufgetragen werden.

Hinweise zur Anwendung

- Für empfindliche Haut oder bei bestehenden Hauterkrankungen sollte zunächst ein Hauttest durchgeführt werden.

- Zeolith-Bäder sind in der Regel gut verträglich, sollten jedoch nicht häufiger als 1–2-mal pro Woche angewendet werden.

- Bei ernsthaften gesundheitlichen Beschwerden sollte vor der Anwendung ein Arzt konsultiert werden.

Fazit

Zeolith-Bäder bieten eine natürliche und effektive Möglichkeit, die Haut zu pflegen, den Körper zu entgiften und das Wohlbefinden zu steigern. Sie sind eine wertvolle Ergänzung in der Selbstpflege und unterstützen die Regeneration von Haut und Körper auf sanfte Weise.

Zinnkrautbäder wunder Wirkung für die Nieren

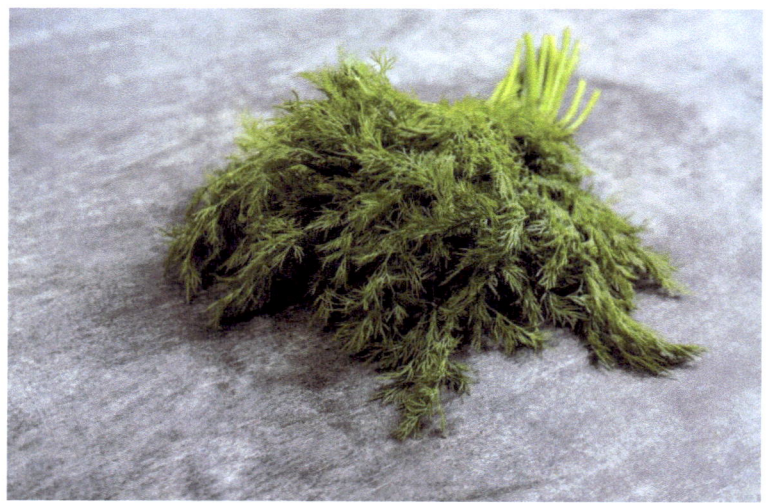

Schachtelhalmkraut (auch als Ackerschachtelhalm, Zinnkraut oder Equisetum arvense bekannt) ist eine Pflanze aus der Familie der Schachtelhalmgewächse (Equisetaceae). Sie wächst bevorzugt in feuchten Wiesen, an Waldrändern, in Gräben und auf Brachflächen und ist in vielen Regionen weltweit verbreitet. **Zinnkrautbäder**, hergestellt aus Schachtelhalm (Equisetum arvense), haben eine lange Tradition in der Naturheilkunde. Sie sind bekannt für ihre vielseitigen positiven Effekte auf Haut, Muskeln, Gelenke und den Stoffwechsel. Hier sind die Hauptwirkungen im Überblick:

Wirkung auf die Haut

Regeneration und Straffung:

Die Kieselsäure (Silicium), die in hoher Konzentration im Zinnkraut enthalten ist, stärkt das Bindegewebe und fördert die Hautstraffung.

Linderung von Hautproblemen:

Zinnkrautbäder helfen bei Ekzemen, Dermatitis und kleineren Wunden durch ihre entzündungshemmende und antibakterielle Wirkung.

Feuchtigkeit und Schutz:

Die Mineralien unterstützen die Haut dabei, Feuchtigkeit besser zu speichern und die Schutzbarriere zu stärken

Unterstützung des Bewegungsapparats

Linderung von Gelenk- und Muskelbeschwerden:

Die entzündungshemmenden Eigenschaften des Zinnkrauts können Schmerzen bei Arthritis, Rheuma oder Muskelverspannungen lindern.

Förderung der Regeneration:

Durch die Wärme des Bades und die mineralstoffreichen Inhaltsstoffe wird die Durchblutung angeregt, was Heilungsprozesse unterstützt.

Förderung der Entgiftung

Entwässernd und entschlackend:

Die harntreibenden Eigenschaften des Zinnkrauts fördern den Abtransport von überschüssiger Flüssigkeit und Giftstoffen über die Haut.

Unterstützung des Stoffwechsels:

Die enthaltenen Mineralstoffe wie Kalium und Magnesium wirken regulierend und unterstützen die Ausleitung von Toxinen.

Allgemeines Wohlbefinden

Beruhigend und entspannend:

Ein Zinnkrautbad wirkt wohltuend bei Stress und innerer Unruhe und sorgt für eine tiefe Entspannung.

Förderung der Immunität:

Die Mineralien und sekundären Pflanzenstoffe stärken die Abwehrkräfte und fördern das allgemeine Wohlbefinden.

Anleitung für ein Zinnkrautbad

Zutaten:

- **50 g getrocknetes Zinnkraut** (oder eine entsprechende Menge frischer Pflanzen).
- 1 Liter Wasser.

Zubereitung:

- Zinnkraut in einem großen Topf mit 2 Litern Wasser zum Kochen bringen.
- Etwa **30 Minuten köcheln** lassen, um die Wirkstoffe zu lösen.
- Den Sud über Nacht stehen lassen, nochmals aufkochen lassen, abseihen und ins Badewasser geben.

Anwendung:

- Die Badetemperatur sollte angenehm warm (ca. 36–38 °C) sein.
- Badezeit: **20 Minuten**.

Hinweis

- Ein Zinnkrautbad sollte nicht öfter als 1–2-mal pro Woche durchgeführt werden.
- Menschen mit empfindlicher Haut oder bestehenden gesundheitlichen Beschwerden sollten vorher einen Arzt konsultieren.

Maria Treben, die bekannte Kräuterexpertin, empfiehlt Zinnkraut (auch Schachtelhalm genannt) in ihrer Kräuterheilkunde aufgrund seiner vielfältigen Heilwirkungen, insbesondere bei Hautproblemen, zur Förderung der Durchblutung und bei Muskelverspannungen. In ihren Schriften beschreibt sie die Anwendung von Zinnkrautbädern als eine wirksame Methode zur Unterstützung der Gesundheit.

Zinnkrautbäder nach Maria Treben

Wirkung von Zinnkrautbädern:

- **Hautpflege**: Zinnkraut hat eine entzündungshemmende und straffende Wirkung auf die Haut. Maria Treben empfahl Zinnkrautbäder besonders bei Hauterkrankungen wie Ekzemen, Hautausschlägen oder entzündeten Hautstellen. Die enthaltenen Kieselsäureverbindungen wirken heilend und fördern die Regeneration der Haut.

- **Förderung der Durchblutung**: Zinnkraut hat eine durchblutungsfördernde Wirkung, was es zu einem idealen Kräuterzusatz bei Muskelverspannungen oder Gelenkbeschwerden macht. Es hilft, die Muskulatur zu entspannen und die Blutzirkulation zu verbessern.

- **Stärkung der Gelenke und Knochen**: Zinnkraut ist reich an Kieselsäure, die eine positive Wirkung auf die Knochen und Gelenke hat. Das Bad kann insbesondere bei Beschwerden wie Arthrose oder Rheuma unterstützend wirken.

Zubereitung des Zinnkrautbades:

- **Zinnkraut-Aufguss**: Für das Bad wird eine Handvoll getrocknetes Zinnkraut (ca. 100 g) mit 2 Liter kochendem Wasser übergossen. Der Aufguss sollte etwa 10 bis 15 Minuten ziehen, um die heilkräftigen Inhaltsstoffe freizusetzen.

- **Dieser Aufguss** wird über Nacht stehen gelassen, nochmals aufgekocht, abgeseiht und anschließend in das Badewasser gegeben. Die Badewassertemperatur sollte angenehm warm, aber nicht zu heiß sein (ideal sind ca. 37-38 Grad Celsius).

- Anwendungsdauer: Die Dauer des Zinnkrautbades sollte etwa 15 bis 20 Minuten betragen. Während des Bades können sich die heilenden Wirkstoffe des Zinnkrauts optimal entfalten und sowohl die Haut als auch den Körper beruhigen und stärken.

Weitere Vorteile von Zinnkrautbädern:

Entschlackend und entgiftend:

Zinnkraut wirkt zudem harntreibend und kann helfen, den Körper zu entschlacken und Giftstoffe auszuscheiden. Es unterstützt die Nierenfunktion und fördert die Ausscheidung von Abbauprodukten.

Stärkung von Bindegewebe und Haaren:

Die Kieselsäure im Zinnkraut stärkt das Bindegewebe und kann auch bei Haarausfall helfen, wenn es regelmäßig angewendet wird.

Verwendung bei Rheuma und Gelenkproblemen:

Zinnkraut wird von Maria Treben auch zur Behandlung von rheumatischen Beschwerden empfohlen. Die entzündungshemmenden und durchblutungsfördernden Eigenschaften können helfen, Gelenkschmerzen zu lindern und die Beweglichkeit zu verbessern.

- **Sonstige mögliche Wirkung**: Unter anderem wurde auch davon berichtet das Zinnkrautbäder bei Knochenfraß, fressenden Wunden, krebsartigen Geschwüren, Fisteln, Flechten, Fersensporn und unter anderem Lupus Wirkung gezeigt hat.

Zusammenfassung

Zinnkrautbäder nach Maria Treben sind eine ausgezeichnete Möglichkeit, die heilenden Eigenschaften des Zinnkrauts für Haut, Gelenke und den gesamten Körper zu nutzen. Besonders bei Hautproblemen, Muskelverspannungen und Gelenkschmerzen bietet dieses Kräuterbad eine natürliche Linderung und Unterstützung.

Thymianbäder und ihre erfrischende Wirkung

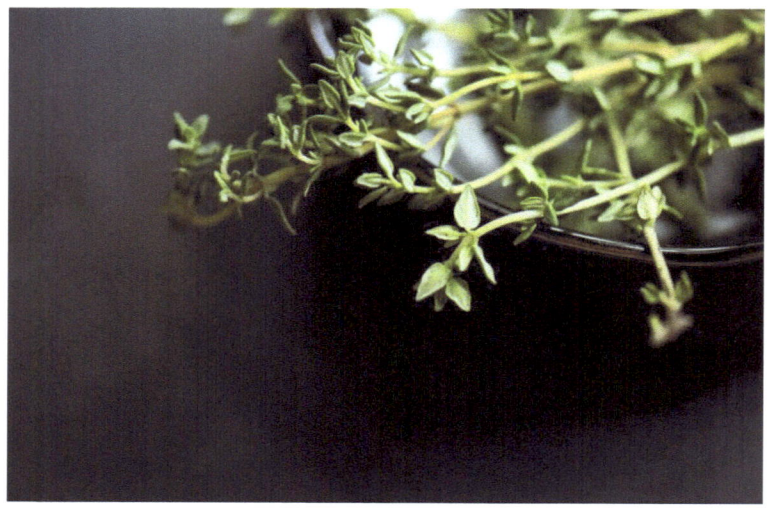

Thymianbäder haben eine Vielzahl von positiven Auswirkungen auf die Gesundheit, die sowohl körperlich als auch psychisch förderlich sein können.

Hier sind einige der wichtigsten Wirkungen

Förderung der Atemwege:

Thymian enthält ätherische Öle wie Thymol, die antibakterielle, antivirale und schleimlösende Eigenschaften besitzen. Ein Thymianbad kann daher bei Erkältungen, Husten oder Atemwegsinfektionen hilfreich sein, da es die Atmung erleichtert und den Schleim löst.

Stärkung des Immunsystems:

Thymian hat immunstärkende Eigenschaften. Durch ein Bad mit Thymian kann der Körper unterstützt werden, sich gegen Infektionen zu wappnen und das Immunsystem zu stärken.

Beruhigung und Entspannung:

Thymian hat eine beruhigende Wirkung auf den Geist und den Körper. Es kann helfen, Stress abzubauen und zu entspannen. Daher ist ein Thymianbad besonders wohltuend nach einem langen, anstrengenden Tag.

Lindern von Muskelverspannungen:

Thymian hat durchblutungsfördernde Eigenschaften, die bei der Linderung von Muskelverspannungen und -schmerzen helfen können. Es unterstützt die Entspannung der Muskulatur und kann bei Muskelkater oder Gelenkbeschwerden von Nutzen sein.

Hautpflege:

Thymian hat auch entzündungshemmende und antimikrobielle Effekte, die bei Hautproblemen wie Akne, Hautentzündungen oder Ekzemen hilfreich sein können. Das Bad kann die Haut beruhigen und Hautirritationen lindern.

Förderung der Durchblutung:

Durch die durchblutungsfördernde Wirkung kann ein Thymianbad die Blutzirkulation verbessern und die Regeneration des Körpers unterstützen.

Um von den Vorteilen eines Thymianbades zu profitieren, können frische oder getrocknete Thymianzweige in heißem Wasser aufgekocht und anschließend in das Badewasser gegeben werden. Achten Sie darauf, dass das Wasser nicht zu heiß ist, um Hautreizungen zu vermeiden.

Hinweis

Trotz dieser positiven Wirkungen sollten Thymianbäder bei bestimmten gesundheitlichen Problemen (z. B. bei Allergien oder bestehenden Hautkrankheiten) mit Vorsicht genossen oder vorher mit einem Arzt abgesprochen werden.

Zubereitung des Thymianbades

Maria Treben empfahl, für ein Thymianbad eine kräftige Thymian-Aufgusslösung zu verwenden:

- Thymianaufguss: Ein Handvoll getrockneter Thymian (ca. 50 bis 200 g) wird mit 2 Liter kochendem Wasser übergossen. Der Aufguss sollte etwa 10 bis 15 Minuten ziehen, um die ätherischen Öle und Heilstoffe zu extrahieren.
- Dieser Aufguss wird dann über Nacht stehen gelassen, nochmals aufgekocht, abgeseiht und in das vorbereitete Badewasser gegeben.
- Die Wassertemperatur sollte angenehm, aber nicht zu heiß sein, um die Haut nicht zu reizen (ideal sind 37-38 Grad Celsius).

- Anwendungsdauer: Das Thymianbad sollte etwa 15 bis 20 Minuten (sitzend) dauern. Nach dem Bad empfiehlt es sich, den Körper sanft abzutrocknen und sich warm einzupacken, um die entspannende Wirkung zu verstärken.

Wirkung auf die Haut:

Neben den positiven Effekten auf die Atemwege und Muskulatur beschreibt Maria Treben auch die Hautpflege-Eigenschaften des Thymians. Die antimikrobiellen und entzündungshemmenden Eigenschaften des Thymians können helfen, Hautprobleme wie Akne oder Ekzeme zu lindern. Aber auch wurde berichtet, dass diese Bäder bei Multiple-Sklerose, Überreizung, Depressionen, Rheumatismus, Bronchialasthma und Gliederstärkung eine Wirkung zeigten.

Verwendung bei Erkältungen und Grippe:

Besonders in der kalten Jahreszeit ist das Thymianbad nach Maria Treben ein hilfreiches Mittel zur Unterstützung der Gesundheit. Die Inhalation der Thymian-Dämpfe während des Bades kann zusätzlich die Atemwege befreien und bei der Genesung von Erkältungen und Grippe unterstützen.

Himmlischer Lippenbalsam aus wilden Heidelbeeren

Anleitung und Wirkung

Hier ist eine einfache Anleitung, um einen pflegenden Lippenbalsam aus Lanolin, Kokosöl und Heidelbeerextrakt selbst herzustellen:

Zutaten (für ca. 10–15 g Lippenbalsam):

- 10 g Kokosöl (nativ und kaltgepresst) für 4 Portionen ca. 2,5 EL

- 5 g Lanolin (hochreines Lanolin für kosmetische Zwecke) für 4 Portionen 15mg Lanolin verwenden.

- 1–2 Tropfen Heidelbeerextrakt oder 1,5 EL frische wilde Heidelbeeren mit 1,5 EL Wasser (Destilliert)mischen und ordentlich verrühren und etwas zerdrücken. Bei gefrorenen Heidelbeeren 1,5 EL kochendes Wasser nutzen

- Optional: 1–2 Tropfen Vitamin E-Öl (verlängert die Haltbarkeit und pflegt zusätzlich/ erst bei Abkühlung hinzufügen)

- Optional 10-15 g Bienenwachs mit 1 EL Olivenöl erst schmelzen lassen dann etwas runterkühlen und anschließend Lanolin und Kokosöl hinzufügen. Wie beschrieben fortfahren.

Ausrüstung:

- Kleine hitzebeständige Schüssel oder Glas
- Wasserbad (z. B. ein kleiner Topf mit Wasser)
- Löffel oder kleiner Schneebesen zum Rühren
- Sauberes Lippenbalsamdöschen oder Lippenpflegestift
- Alkohol zur Desinfektion von Behältern und Werkzeugen

Anleitung

Vorbereitung:

- Desinfiziere alle Behälter und Utensilien mit Alkohol oder spüle sie mit heißem Wasser aus.
- Stelle sicher, dass der Arbeitsplatz sauber ist, um Verunreinigungen zu vermeiden.

Fettphase schmelzen:

- Gib das Kokosöl und das Lanolin in eine hitzebeständige Schüssel.
- Schmelze die Mischung im Wasserbad bei niedriger bis mittlerer Hitze. Rühre gelegentlich, bis beide Zutaten vollständig geschmolzen und vermischt sind.

Heidelbeerextrakt hinzufügen:

- Lasse die Mischung etwas abkühlen (sie sollte lauwarm, aber nicht heiß sein, um die Wirkstoffe im Heidelbeerextrakt nicht zu zerstören). Bei frischen zerdrückten Heidelbeeren, sollte die Flüssigkeit samt der

Beeren minimal erwärmt werden (30- maximal 40 Grad)

- Gib den Heidelbeerextrakt hinzu und rühre gründlich, damit sich der Extrakt gut verteilt. Bei frischen musst du die Flüssigkeit durch ein Sieb abseihen und ebenfalls gründlich unterrühren.

Hinweis: Falls der Extrakt wasserlöslich ist, rühre ihn besonders intensiv ein, da Öl und Wasser sich nur begrenzt mischen.

Optionale Inhaltsstoffe einarbeiten:

- Füge 1–2 Tropfen Vitamin E-Öl hinzu, falls gewünscht, und rühre erneut.

Abfüllen:

- Gieße die Mischung nach längeren verrühren, kurz vor Erkalten in das vorbereitete Lippenbalsamdöschen oder den Lippenpflegestift.
- Lasse den Balsam bei Raumtemperatur fest werden oder stelle ihn für 15–20 Minuten in den Kühlschrank.

Fertigstellen:

- Sobald der Balsam fest ist, ist er einsatzbereit. Verschließe das Döschen gut, um die Haltbarkeit zu maximieren.

Hinweise

Haltbarkeit:

Der Lippenbalsam hält sich etwa 3–6 Monate, wenn er sauber gelagert wird. Bewahre ihn kühl und trocken auf.

Anpassung:

Du kannst die Menge des Heidelbeerextrakts anpassen, um die Tönung und antioxidative Wirkung zu variieren.

Anwendung:

Trage den Balsam bei Bedarf auf die Lippen auf, besonders bei trockenen oder spröden Lippen.

Wirkung der einzelnen Inhaltsstoffe:

Lanolin

Eigenschaften: Lanolin ist ein natürlicher Feuchtigkeitsspender, der die Haut schützt und vor dem Austrocknen bewahrt. Es bildet eine schützende Barriere auf den Lippen und hilft, Feuchtigkeit einzuschließen.

Wirkung:

- Ideal für trockene, rissige oder empfindliche Lippen.
- Unterstützt die Regeneration der Haut und schützt vor rauem Wetter (Kälte, Wind).

Kokosöl

Eigenschaften: Kokosöl ist reich an mittelkettigen Fettsäuren und hat feuchtigkeitsspendende, antibakterielle und beruhigende Eigenschaften.

Wirkung:

- Versorgt die Lippen mit Feuchtigkeit.
- Macht die Lippen geschmeidig und schützt vor Umwelteinflüssen.

Heidelbeerextrakt:

Eigenschaften: Heidelbeeren sind reich an Antioxidantien, insbesondere Anthocyanen, sowie Vitamin C und E. Diese Inhaltsstoffe fördern die Zellregeneration und schützen die Haut vor oxidativem Stress.

Wirkung:

- Stärkt die Lippenhaut gegen schädliche Umwelteinflüsse wie UV-Strahlung.
- Fördert die Heilung kleiner Risse oder Schäden durch freie Radikale.
- Kann leichte Verfärbungen (z. B. eine dezente Tönung) verleihen, je nach Konzentration des Extrakts.

Gesamtwirkung des Lippenbalsams:

- **Tiefenpflege:** Die Kombination aus Lanolin und Kokosöl spendet intensive Feuchtigkeit und hilft, trockene oder rissige Lippen zu regenerieren.

- **Schutz:** Lanolin schützt vor Feuchtigkeitsverlust, während die Antioxidantien im Heidelbeerextrakt die Lippen vor schädlichen Umwelteinflüssen bewahren.

- **Anti-Aging-Effekt:** Durch die antioxidative Wirkung des Heidelbeerextrakts kann der Balsam dazu beitragen, vorzeitige Alterung der empfindlichen Lippenhaut zu verhindern.

- **Natürliche Schönheit:** Heidelbeerextrakt kann den Lippen einen leichten, natürlichen Glanz oder eine zarte Tönung verleihen, je nach Konzentration.

- **Heilung und Regeneration:** Kleine Risse oder Irritationen werden durch die beruhigende Wirkung von Kokosöl und die regenerative Kraft von Lanolin schneller geheilt.

Anwendungsbereiche

- Trockene oder spröde Lippen, besonders in kaltem Wetter oder bei trockener Luft.

- Für einen leichten, natürlichen Pflege-Look mit möglichen antioxidativen Vorteilen.

- Als Schutzbalsam vor rauen Umwelteinflüssen wie Wind oder Sonne.

Dieser Lippenbalsam eignet sich besonders für Menschen, die eine intensive Pflege mit natürlichen, wirksamen Inhaltsstoffen suchen.

Dieser selbstgemachte Lippenbalsam bietet intensive Pflege, Schutz und antioxidative Vorteile durch den Heidelbeerextrakt.

DIY Leave-In-Haarpflege ganz einfach und effektiv

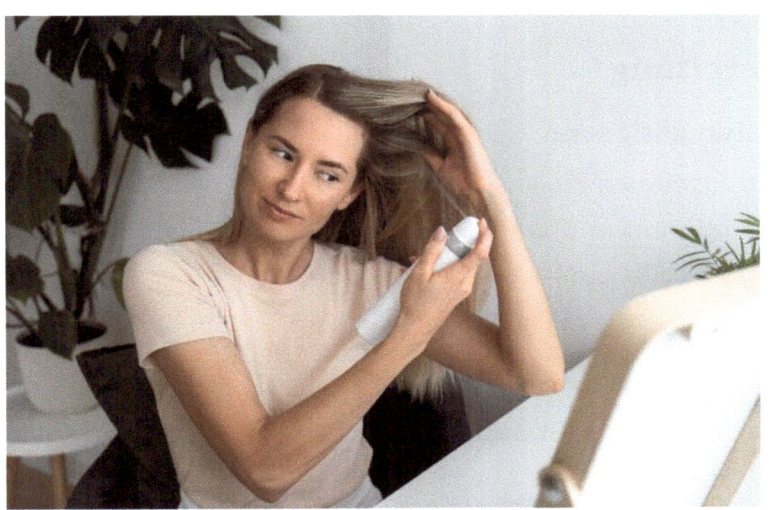

DIY Leave-In Haarpflege Rezept

Zutaten:

- **500 ml destilliertes Wasser** (Basis, hydratisierend, verhindert Mineralablagerungen).

- **5 ml flüssiges Keratin** (stärkt die Haarstruktur und repariert geschädigte Haarfasern).

- **1 g Vitamin C (Ascorbinsäure)** (antioxidativ, schützt vor freien Radikalen und Umweltschäden, unterstützt die Kollagenbildung).

- **2 gestrichene TL Gelatine (ca. 10 g)** (natürliche Quelle von Kollagen, stärkt und glättet das Haar, verbessert die Elastizität).

Zubereitung

Gelatine auflösen:

- Erwärmen Sie das destillierte Wasser (nicht kochen, nur lauwarm) und lösen Sie die Gelatine darin auf, bis sie vollständig geschmolzen ist.
- Lassen Sie die Mischung leicht abkühlen.

Zutaten hinzufügen:

- Rühren Sie **Vitamin C** ein, bis es sich vollständig aufgelöst hat.
- Geben Sie das **flüssige Keratin** dazu und vermischen Sie alles gut.

Abfüllen:

- Füllen Sie die Mischung in eine saubere Sprühflasche, um das Produkt einfach anzuwenden.

Anwendung

Auf sauberes, feuchtes Haar sprühen:

- Nach dem Waschen auf das handtuchtrockene Haar sprühen.
- Vor allem die Längen und Spitzen gleichmäßig benetzen.

Kämmen:

- Haare vorsichtig durchkämmen, um das Leave-In gleichmäßig zu verteilen.

Styling:

- Anschließend wie gewohnt trocknen oder stylen.

Wirkung der Zutaten

- **Destilliertes Wasser:** Spendet Feuchtigkeit und bereitet das Haar für die Aufnahme der aktiven Inhaltsstoffe vor.
- **Keratin:** Füllt beschädigte Stellen in der Haarstruktur auf und verleiht Glanz und Geschmeidigkeit.
- **Vitamin C:** Schützt das Haar vor oxidativem Stress durch UV-Strahlung und Umweltverschmutzung, reduziert Haarbruch.
- **Gelatine:** Verstärkt das Haar, verbessert seine Elastizität und macht es glatter und geschmeidiger.

Haltbarkeit

Ohne Konservierung:

- 3–5 Tage im Kühlschrank.

Mit Konservierung:

- Verwenden Sie z. B. **Cosgard** (0,6 % der Gesamtmenge), um die Haltbarkeit auf bis zu **3 Monate** bei
Raumtemperatur zu verlängern.

Hinweis

Vor Gebrauch schütteln und auf Sauberkeit bei der Herstellung achten.

Hinweis zur Lagerung

- Lagern Sie das Leave-In kühl und lichtgeschützt, um
die Wirksamkeit von Vitamin C zu erhalten.
- Wenn die Konsistenz oder der Geruch sich verändert,
entsorgen Sie das Produkt

Leave-In Haarpflege für Geschmeidigkeit und Pflege

DIY-Haarpflege-Leave-In Rezeptur

Dieses Rezept kombiniert natürliche Inhaltsstoffe und pflegende Zusätze, um geschädigtes Haar zu stärken und Feuchtigkeit zu spenden. Die Mischung wirkt aufbauend, beruhigend und schützend.

Zutaten:

- 1 Liter Wasser (abgekocht und abgekühlt)
- 1 Päckchen Gelatine (ca. 10 g, stärkt das Haar und verbessert die Struktur)
- 10 % Alkohol (40 %) oder 10 % Kräutertinktur (40 ml aus Klettenwurzel, Basilikum und Brennnessel, unterstützt die Kopfhautgesundheit)
- 50 ml Leinsamenschleim (pflegt das Haar, spendet Feuchtigkeit, fördert Geschmeidigkeit)
- 5 ml Keratin (repariert Haarstrukturen und stärkt geschädigtes Haar)
- 5 ml Lecithin (wirkt als Emulgator, schützt die Haarstruktur und spendet Feuchtigkeit)
- 5 Tropfen Cosgard (Konservierungsmittel, verlängert die Haltbarkeit)
- 20-30 ml kolloidales Silicium (stärkt die Haarstruktur, fördert Elastizität)

- 5 ml hochwertiges Olivenöl (nährt und glättet die Haaroberfläche)
- 1-2 gr Vitamin C (um den PH-Wert zu regulieren und Haltbarkeit)

Anleitung

Gelatine vorbereiten:

- Erhitze das Wasser auf etwa 60 °C. Rühre das Päckchen Gelatine ein, bis es sich vollständig aufgelöst hat. Lasse die Mischung etwas abkühlen.

Alkohol oder Kräutertinktur hinzufügen:

- Mische den Alkohol oder die vorbereitete Kräutertinktur in die Gelatine-Lösung.

Leinsamenschleim zubereiten und einfügen:

- Den Leinsamenschleim (ausgekochte Leinsamen durch ein Sieb abseihen) abkühlen lassen und in die Mischung geben.

Pflegestoffe hinzufügen:

- Gib Keratin, Lecithin gemischt mit dem Olivenöl und kolloidales Silicium dazu. Gut umrühren, damit sich die Inhaltsstoffe gleichmäßig verteilen.
- Typischerweise 1–5% Lecithin der Gesamtmenge des Produkts, abhängig von der gewünschten Stabilität und Textur.

- Lecithin wird meist in der Fettphase gelöst und dann mit der Wasserphase emulgiert.
- Einige Lecithin-Varianten (z. B. fluides Lecithin) können auch kalt verarbeitet werden.

Konservieren:

- Füge 5 Tropfen Cosgard hinzu, um die Haltbarkeit der Mischung zu verlängern.

Abfüllen und Lagern:

- Fülle das fertige Produkt in eine saubere, dunkle Flasche. Vor jeder Anwendung gut schütteln. Lagere es kühl, idealerweise im Kühlschrank.

Wirkweise der Inhaltsstoffe

Wasser & Gelatine:

Wasser dient als Basis, während Gelatine das Haar von innen stärkt und die Struktur glättet.

Alkohol oder Kräutertinktur:

Alkohol wirkt leicht reinigend und antibakteriell. Die Kräutertinktur beruhigt die Kopfhaut, fördert das Haarwachstum und versorgt die Haarwurzeln mit Nährstoffen.

Leinsamenschleim:

Verleiht dem Haar Geschmeidigkeit und spendet intensive Feuchtigkeit.

Keratin:

Repariert brüchiges Haar und stellt verlorene Proteine in der Haarstruktur wieder her.

Lecithin:

Schützt und pflegt die Haaroberfläche. Es hilft auch, die Zutaten zu emulgieren, was die Textur verbessert.

Cosgard:

Verhindert das Wachstum von Bakterien und Pilzen, sorgt für längere Haltbarkeit.

Kolloidales Silicium:

Fördert gesundes Haarwachstum, stärkt die Haarstruktur und reduziert Haarbruch.

Olivenöl:

Versorgt das Haar mit essenziellen Fettsäuren, macht es weich und geschmeidig.

Anwendung

- Sprühe das Produkt nach dem Waschen auf feuchtes Haar. Konzentriere dich auf die Spitzen. Nicht ausspülen.
- Kann auch sparsam auf trockenem Haar verwendet werden, um Frizz zu reduzieren und Glanz zu verleihen. Nicht geeignet für Glatteisen.

Haltbarkeit

Mit Cosgard und Kühlung:

- Haltbarkeit: 2-3 Monate im Kühlschrank.
- Cosgard schützt effektiv vor Bakterien und Pilzen. Die Lagerung im Kühlschrank reduziert die Temperatur, was das Bakterienwachstum zusätzlich hemmt.

Ohne Cosgard:

- Haltbarkeit: 1-2 Wochen, da die Wasserphase (insbesondere durch Leinsamenschleim und Kräutertinktur) anfällig für mikrobiellen Befall ist.
- Überwachung der Qualität:
- Beobachte das Produkt regelmäßig. Ein veränderter Geruch, Trübungen oder Schimmel sind Anzeichen dafür, dass es nicht mehr sicher ist.

Warum Vitamin C die Haltbarkeit verlängert

Antioxidative Eigenschaften:

Vitamin C (Ascorbinsäure) verhindert die Oxidation von Inhaltsstoffen wie Öl oder Gelatine, was das Ranzigwerden verlangsamt.

Leichte pH-Absenkung:

Ein leicht saurer pH-Wert (ca. 4-5) hemmt das Wachstum vieler Mikroorganismen wie Bakterien und Schimmel.

Schätzung der Haltbarkeit mit Vitamin C:

Mit Cosgard + Vitamin C: 3-4 Monate im Kühlschrank.

Ohne Cosgard, nur Vitamin C: Bis zu 3-4 Wochen im Kühlschrank.

DIY Leave-in für Glanz und Schutz

(nicht für Glatteisen)

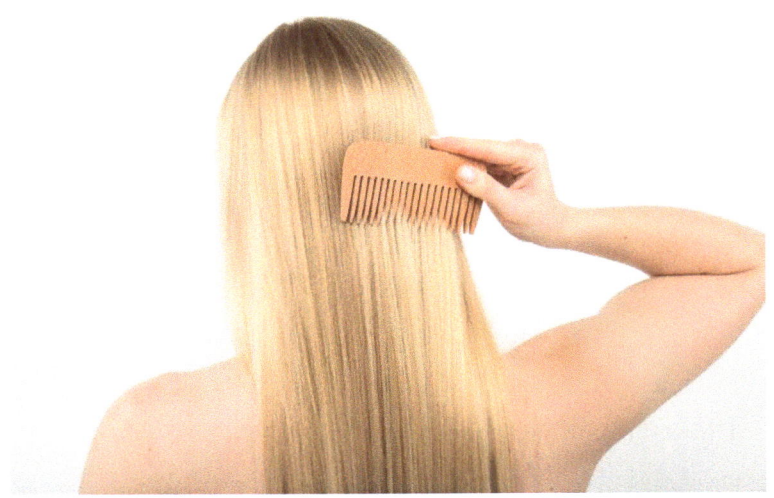

Zutaten:

- 400 ml destilliertes Wasser (Basis, spendet Feuchtigkeit)
- 10% Alkoholanteil 40 ml (z. B. 40%tige Tinktur Pflanzenauszug)
- 1TL bis ½ Päckchen Galantine (glättet die Haaroberfläche)
- 1 TL Speisestärke (gibt die Konsistenz und ist Nährstoff für die Haare)
- 1 TL Aloe-Vera-Gel (glättet die Haarstruktur und spendet Feuchtigkeit)

- 10 ml pflanzliches Glycerin (hält die Feuchtigkeit im Haar)
- 10 ml Avocadoöl (Rauchpunkt 190 Grad) oder Traubenkernöl (216 Grad)
- 3 ml Panthenol (Provitamin B5) (stärkt die Haare und fördert Elastizität)
- 20 ml kolloidales Silicium (Bestandteil/Nährstoff für die Haare)
- 5 ml Keratin und Seidenprotein (stärkt die Haarstruktur und beugt Haarbruch vor)
- 3 Tropfen ätherisches Öl nach Wahl (z. B. Lavendel, Rosmarin oder Zitrus für Duft und Pflege)
- 1 Messerspitze Zitronensäure (für einen pH-Wert von ca. 4,5–5, ideal für Haare)
- 0,5–1 % Cosgard (als Konservierungsmittel, für bis zu 3 Monate Haltbarkeit).
- 5 Tropfen Pentaventin (hat große feuchtigkeitsspendende Eigenschaften)
- 5 Tropfen Vitamin E Öl (als wichtiges Vitamin und für die Stabilität des Produkts)
- 15 ml Cocos Silicone (ein moderater Schutz bei gelegentlichen Glatteisengebrauch)

Anleitung

Basis mischen:

Erhitze das destillierte Wasser leicht (nicht kochen) und löse das Aloe-Vera-Gel, die Galantine, Speisestärke sowie das Glycerin darin auf. Gut umrühren.

Öle und Proteine hinzufügen:

- Füge das Arganöl oder Jojobaöl hinzu und mische gründlich.
- Gib das Panthenol, Silicium und Keratin oder Seidenprotein dazu.

Ätherische Öle und Zitronensäure einarbeiten:

- Tropfe das ätherische Öl deiner Wahl in die Mischung.
- Rühre eine Messerspitze Zitronensäure ein und überprüfe den pH-Wert mit einem Teststreifen. Ziel-pH: 4,5–5.

Konservierung:

Gib den Konservierungsstoff (z. B. Cosgard oder Grapefruitkernextrakt) dazu und rühre gut.

Abfüllen:

Fülle die Mischung in eine saubere Sprühflasche oder ein Pumpspendergefäß.

Abkühlen lassen:

Lass das Produkt vollständig abkühlen, bevor du es verschließt.

Anwendung:

- Nach dem Waschen auf handtuchtrockenes Haar sprühen oder in die Längen und Spitzen einarbeiten.
- Nicht ausspülen.

Haltbarkeit und Lagerung

- Bei Raumtemperatur ca. **3 Monate haltbar**, dank des Konservierungsmittels.
- Für eine längere Haltbarkeit kann das Produkt im Kühlschrank aufbewahrt werden.

Dieses Leave-in-Pflegeprodukt sorgt für geschmeidiges, glänzendes und gesund aussehendes Haar, ohne es zu beschweren

Hitzeschutzspray für Föhn oder Glatteisen

Anleitung

Wasserbasis vorbereiten:

Erhitze das **destillierte Wasser** leicht, sodass es lauwarm wird, aber nicht kocht. Dies hilft, die Zutaten gut zu vermischen.

Aloe Vera und Glycerin hinzufügen:

Gib das **Aloe Vera Gel** und das **Glycerin** in das warme Wasser. Diese Zutaten spenden Feuchtigkeit und machen das Haar geschmeidig.

Fettphase herstellen:

In einem separaten Behälter vermenge das **Arganöl** (oder Avocadoöl) und die **Sheabutter** (falls verwendet). Die Sheabutter kann bei Bedarf leicht erwärmt werden, um sie in flüssige Form zu bringen.

Ölphase einmischen:

Gib das **flüssige Keratin**, **hydrolysiertes Kollagen**, **Panthenol** und das vorbereitete Öl-Gemisch (Arganöl oder Avocadoöl und Sheabutter) in das lauwarme Wasser-Gel-Glycerin-Gemisch. Gut umrühren, sodass sich alles gleichmäßig vermischt.

Lecithin und Zitronensäure hinzufügen:

- Füge das **Lecithin** hinzu, um die Öle im Wasser zu stabilisieren und eine gleichmäßige Emulsion zu erhalten.

- Gib die **Zitronensäure** hinzu, um den pH-Wert des Sprays auf etwa 4,5 bis 5 zu regulieren. Dies sorgt dafür, dass das Spray sanft zu den Haaren ist und hilft, die natürliche Haarstruktur zu erhalten.

- Zum Schluss (bei unter 40 Grad) mische das **Coco Silicon** ein.

Gut schütteln:

Achte darauf, dass alle Zutaten gut miteinander vermischt sind. Wenn notwendig, kannst du die Mischung in eine Sprühflasche umfüllen und regelmäßig vor jeder Anwendung schütteln, damit sich die Öle nicht absetzen.

Anwendung

- **Vor der Hitzeeinwirkung (z. B. Föhnen, Glätten)** das Hitzeschutzspray gleichmäßig auf das handtuchtrockene Haar sprühen.

- **Schütteln** nicht vergessen, um eine gleichmäßige Verteilung der Inhaltsstoffe zu gewährleisten.

Dieses Spray bietet Schutz vor Hitze bis etwa 250–270 Grad (je nach Öl) und versorgt dein Haar mit Feuchtigkeit und Nährstoffen.

Wirkung

- **Hitzeschutz:** Das Arganöl und das hydrolysierte Kollagen bilden einen Schutzfilm, der die Haare vor Hitzeschäden schützt.

- **Feuchtigkeit:** Aloe Vera, Glycerin und Panthenol spenden intensive Feuchtigkeit, wodurch das Haar glatt und geschmeidig bleibt.

- **Stärkung der Haarstruktur:** Keratin und Lecithin verbessern die Haarstruktur, machen es widerstandsfähiger und fördern den Glanz.

- **Schutz vor Haarbruch:** Panthenol und Kollagen helfen, das Haar von innen zu stärken und vor Haarbruch zu schützen.

Dieses DIY-Hitzeschutzspray ist eine großartige natürliche Möglichkeit, dein Haar vor den schädlichen Auswirkungen von Stylingtools zu schützen.

Rezept: DIY Haarspülung mit Hafermilch und pflegenden Ölen

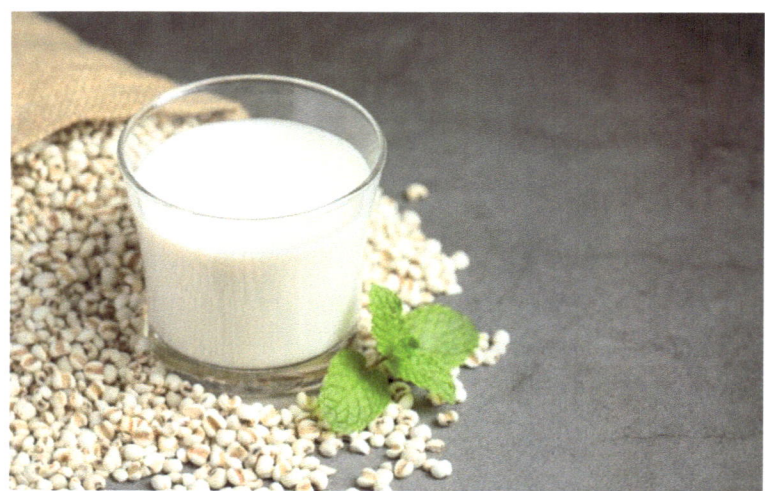

Zutaten:

- 200 ml Hafermilch (2 Esslöffel Haferflocken in 500 ml Kräutertee mixen, ziehen lassen und sieben)
- 2 g Gelatine: Stärkt die Haarstruktur durch Kollagen.
- 2 TL Kokosöl: Nährt und glättet die Haare.
- 10 Tropfen Grapefruitkernextrakt: Antibakteriell, antioxidativ, natürliche Konservierung.
- 1-2 ml Cosgard: Verlängert die Haltbarkeit.
- 1 EL Apfelessig: Stellt den natürlichen pH-Wert wieder her und sorgt für Glanz.
- 1-2 TL Speisestärke: Für eine leicht cremige Konsistenz.

- 1 TL Olivenöl: Pflegt und macht das Haar geschmeidig.
- 4 ml Grapefruitkernöl: Zusätzlicher Schutz und Pflege.
- 5 Tropfen Vitamin E Öl: Antioxidativ, schützt vor Umwelteinflüssen.
- 3 Tropfen ätherisches Öl (100%): Für Duft und Kopfhautpflege.
- 2,5 ml Keratin: Stärkt die Haarstruktur.
- 20 ml Alkohol (40%): Fördert die Haltbarkeit und trägt zur Konservierung bei.
- 2,5 g Lecithin (vorher in warmem Wasser aufgelöst): Emulgator, der die Öle in der Hafermilch bindet.

Zubereitung

Hafermilch vorbereiten:

- 2 Esslöffel Haferflocken in 500 ml Kräutertee ein mixen, 10 Minuten ziehen lassen und durch ein feines Sieb oder ein Baumwolltuch filtern.
- 200 ml der Hafermilch abmessen und leicht erwärmen.

Gelatine auflösen:

- 2 g Gelatine in die warme Hafermilch einrühren, bis sie vollständig aufgelöst ist.

Lecithin einarbeiten:

- 2,5 g Lecithin in 20 ml warmem Wasser vollständig auflösen und zur Hafermilch-Gelatine-Mischung hinzufügen.

Konsistenz herstellen:

- Speisestärke mit etwas kalter Hafermilch anrühren, um Klumpen zu vermeiden.
- Unter ständigem Rühren zur warmen Mischung geben, bis eine leicht cremige Konsistenz entsteht.

Öle hinzufügen:

- Kokosöl und Olivenöl sanft schmelzen (falls fest) und unterrühren.
- Grapefruitkernöl, Vitamin E Öl und ätherisches Öl hinzufügen.

Konservierungsmittel und Säure anpassen:

- Apfelessig und Alkohol einrühren.
- Cosgard und Grapefruitkernextrakt einfügen, sobald die Mischung auf etwa 40 °C abgekühlt ist.

Keratin einarbeiten:

- Keratin vorsichtig in die abgekühlte Mischung einrühren, um die Wirkung zu bewahren.

Alles gründlich mischen:

- Mit einem Handmixer oder Schneebesen auf niedriger Stufe mischen, bis eine gleichmäßige Emulsion entsteht.

Abfüllen:

- In eine saubere, sterilisierte Flasche oder ein Glas mit gut schließendem Deckel umfüllen.

Anwendung

- Nach dem Haarewaschen auf das feuchte Haar auftragen, besonders in die Längen und Spitzen einmassieren.

- 2-5 Minuten einwirken lassen.

- Gründlich mit lauwarmem Wasser ausspülen.

Wirkung

Hafermilch:

Beruhigt die Kopfhaut und spendet Feuchtigkeit.

Gelatine:

Stärkt die Haare durch Kollagen.

Kokosöl und Olivenöl:

Nähren und sorgen für Geschmeidigkeit und Glanz.

Apfelessig:

Reguliert den pH-Wert und bringt Glanz.

Lecithin:

Emulgiert und verbessert die Konsistenz.

Keratin:

Repariert und stärkt die Haarstruktur.

Grapefruitkernextrakt, Vitamin E Öl und Alkohol:

Schützen und konservieren die Mischung.

Ätherisches Öl:

Verleiht Duft und bietet zusätzliche Kopfhautpflege.

Haltbarkeit

- **Im Kühlschrank:** Bis zu 2-3 Wochen dank Cosgard, Grapefruitkernextrakt und Alkohol.
- Ohne Konservierung: Maximal 3-5 Tage.

DIY-Schmerzsalbe

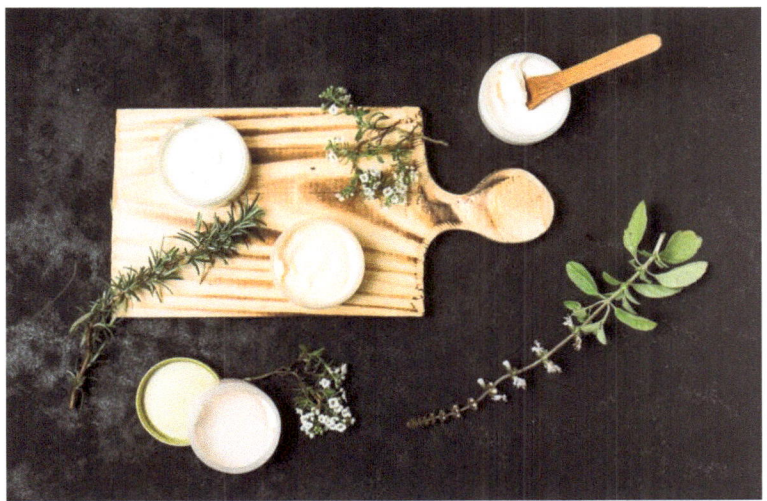

DIY-Salbe mit Wasserphase für die Haut

Zutaten für ca. 100 g Salbe:

Fettphase:

- 20 g Sheabutter (pflegt und regeneriert die Haut)
- 10 g Bienenwachs (verbindet die Phasen und schützt die Haut)
- 10 ml Mandelöl, Jojobaöl oder Olivenöl (nährt die Haut und macht sie geschmeidig)

Zugabe bei Abkühlung bei ca. max. 30 Grad

- 5 ml Vitamin E-Öl (antioxidativ, verlängert die Haltbarkeit)
- 0,2-1% Grapefruitkernextrakt (antibakterielle, antivirale und antimykotische Wirkung)
- 5 Tropfen ätherisches Rosmarinöl (beruhigend, entzündungshemmend)

Wasserphase:

diese Zutaten werden alle zusammengemischt in ein steriles Schraubglas, über Nacht stehen gelassen und durchgesiebt:

- 30 ml Baldrian, Weidenrinde und Beinwellwurzel-Tinktur
- 10 ml destilliertes Wasser oder Teemischung
- 3g Cayennepfeffer (Durchblutung, schmerzlindernd, entzündungshemmend)
- 1 Teelöffel Ingwer (entzündungshemmend, wärmt, durchblutend)
- 1 gestrichener Teelöffel Zimt (Wirkung ähnlich dem Ingwer)
- 1 Teelöffel Kurkuma (entspannend, entzündungshemmend, schmerzlindernd)
- 1-2 Teelöffel Magnesiumpulver (citrat) (lockernd, entspannend, krampflösend)

Emulgator:

- 5 g Emulsan, Olivem 1000 oder Montanov 68 (verbindet die Fett- und Wasserphase)

Optionale Wirkstoffe:

- 10 ml Aloe-Vera-Gel (zusätzliche Feuchtigkeit)
- Eine Messerspitze Zitronensäure (um den pH-Wert auf ca. 5,5 einzustellen).
- Manjishta Pulver 0,5-2% z.B. 1 g (entzündungshemmend und entgiftend)
- Leucidal als Konservierungsstoffe 2 ml (so kann eine Haltbarkeit bis 3 Monate erreicht werden)

Anleitung

Vorbereitung:

- Reinige und sterilisiere alle Utensilien und Gefäße mit heißem Wasser oder Alkohol.
- Bereite ein Wasserbad vor, um die Zutaten schonend zu erhitzen.

Fettphase schmelzen:

- Gib Sheabutter, Bienenwachs, das Öl und den Emulgator in ein hitzebeständiges Gefäß.
- Schmelze die Zutaten im Wasserbad bei geringer Hitze, bis sie vollständig flüssig sind.

Wasserphase erhitzen:

- Erwärme das Wassergemisch Vorher alle Gewürze, Wasser und Tinktur mischen und fein absieben, um Rückstände zu entfernen und erst dann in einem separaten Gefäß ebenfalls im Wasserbad auf etwa die gleiche Temperatur wie die Fettphase (ca. 60 °C).

Phasen verbinden:

- Nimm beide Gefäße aus dem Wasserbad.
- Gieße die Wasserphase langsam unter ständigem Rühren in die Fettphase. Verwende einen Milchaufschäumer oder Handmixer, um eine gleichmäßige Emulsion zu erhalten.

Abkühlen und Wirkstoffe hinzufügen:

- Lasse die Mischung auf etwa 30-40 °C abkühlen.
- Rühre das Aloe-Vera-Gel, das Vitamin E, Grapefruitkernextrakt und ätherische Öle ein.
- Prüfe den pH-Wert mit einem Teststreifen und passe ihn ggf. mit Zitronensäure (Messerspitze) an.

Abfüllen:

- Fülle die fertige Salbe in sterile Tiegel oder Pumpspender.
- Lasse sie vollständig abkühlen, bevor du sie verschließt.

Anwendung

Die Salbe eignet sich hervorragend für eine tägliche Anwendung von bis zu 8 Wochen. Ohne Beinwellwurzel in der Tinktur ist sie für die tägliche Anwendung geeignet. Beinwellwurzel sollte nur äußerlich aufgetragen werden, weil sie Pyrrolizidinalkaloide (PA) enthält, die bei innerer Anwendung potenziell leberschädigend sein können. Bei der äußerlichen Anwendung sind nur geringe Mengen der Pyrrolizidinalkaloide, die über die Haut in den Blutkreislauf gelangen. können. Die Salbe ist nicht als Gesichtscreme geeignet und ein Verträglichkeitstest sollte vorher durchgeführt werden.

Haltbarkeit

- Ohne Konservierung im Kühlschrank lagern und innerhalb von 1–2 Wochen aufbrauchen.
- Mit dem Alkoholanteil, den Grapefruitextrakt und Leucidal ist diese Salbe nicht nur wirkungsvoll, sondern auch bis zu 3 Monate haltbar.

Diese schmerzlindernde und pflegende Salbe ist ideal für die tägliche Prellungen, rheumatische Beschwerden, Arthrose und lässt sich nach Wunsch mit verschiedenen Düften und Wirkstoffen anpassen. Auch bei Kopfschmerzen und zur Vorbeugung bei Migräne kann diese Salbe eingesetzt werden. Dazu empfiehlt es sich die Salbe im Nackenhalsbereich einzumassieren.

Stärkste Heilkräuter und Pflanzen zum Entgiften und ihre Anwendung

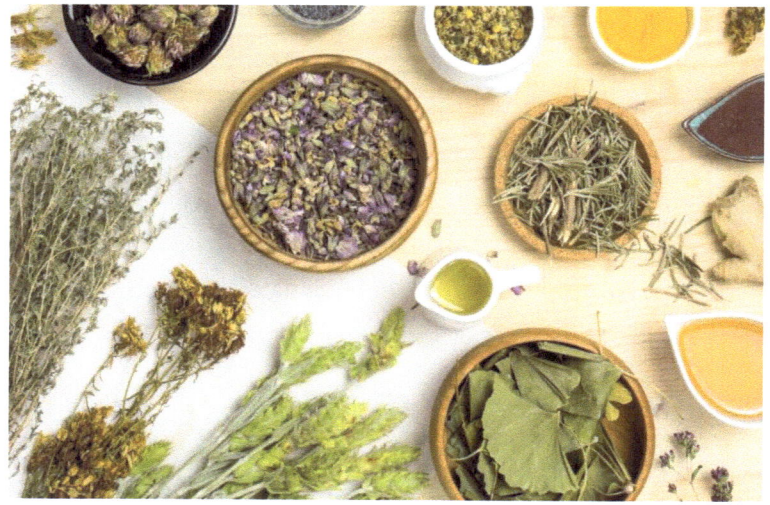

Wirkungsbereiche der Brennnessel

Die **Brennnessel** (*Urtica dioica*) ist eine vielseitige Heilpflanze mit zahlreichen positiven Wirkungen auf den Körper. Sie wird in der Naturheilkunde wegen ihrer entzündungshemmenden, harntreibenden und nährstoffreichen Eigenschaften geschätzt. Dadurch ist sie besonders bei Gelenkbeschwerden und entzündlichen Erkrankungen hilfreich. Zudem hilft sie überschüssige Flüssigkeit und Toxine aus dem Körper auszuschwemmen und die Nierenfunktion zu unterstützen. Hier sind die Hauptwirkungen im Überblick:

Entgiftung und Entwässerung

Harntreibende Wirkung:

Brennnessel fördert die Harnproduktion, hilft, überschüssige Flüssigkeit aus dem Körper auszuleiten, und unterstützt somit die Entgiftung.

Entsäuerung:

Durch die basischen Mineralstoffe trägt Brennnessel dazu bei, den Säure-Basen-Haushalt des Körpers zu regulieren.

Förderung der Nährstoffversorgung

Nährstoffgehalt:

Brennnesseln sind reich an Eisen, Kalzium, Kalium, Magnesium, Silizium und Vitamin C sowie Provitamin A. Diese Stoffe stärken den Körper und unterstützen Knochen, Haut und Haare.

Eisenquelle:

Besonders bei Eisenmangel oder Blutarmut (Anämie) kann Brennnessel aufgrund ihres hohen Eisengehalts unterstützend wirken.

Unterstützung von Haut und Haaren

Hautgesundheit:

Die entzündungshemmenden und reinigenden Eigenschaften machen die Brennnessel zu einem beliebten Mittel bei Hautproblemen wie Akne, Ekzemen und Unreinheiten.

Haarpflege:

Brennnessel stärkt die Haarwurzeln, fördert das Haarwachstum und kann Haarausfall vorbeugen. Sie wird oft in Haarspülungen oder Tinkturen eingesetzt. Anleitung zur einer Haartinktur mit Brennnessel für schnelles und gesundes Haarwachstum wird im nächsten Kapitel vorgestellt.

Stärkung von Muskeln und Gelenken

Gelenkbeschwerden:

Brennnessel enthält entzündungshemmende Substanzen, die bei Rheuma, Arthritis oder Gicht hilfreich sein können, indem sie Schmerzen lindern und die Beweglichkeit fördern.

Immunsystem und Entzündungshemmung

Immunstärkend:

Dank der Vitamine und Antioxidantien unterstützt Brennnessel die Abwehrkräfte und schützt die Zellen vor freien Radikalen.

Entzündungshemmend:

Sie hilft bei Entzündungen im Körper, sowohl äußerlich (z. B. bei Hautproblemen) als auch innerlich (z. B. bei Entzündungen der Harnwege).

Förderung der Verdauung

Verdauungsfördernd:

Brennnessel regt die Verdauung an, hilft bei Verstopfung und unterstützt die Leber- und Gallenfunktion.

Appetitanregend:

Der bittere Geschmack regt den Appetit an und unterstützt die Verdauung von fettreichen Speisen.

Unterstützung des Herz-Kreislauf-Systems

Blutdrucksenkend:

Die harntreibende Wirkung kann dazu beitragen, den Blutdruck zu regulieren.

Blutreinigung:

Brennnessel wird traditionell verwendet, um das Blut zu „reinigen" und die Durchblutung zu verbessern.

Anwendungsmöglichkeiten

Tee
Entgiftend und stoffwechselanregend.

Tinktur
Zur Stärkung und bei Hautproblemen.

Smoothie
Reich an Vitaminen und Mineralstoffen.

Haarwasser
Für gesunde Kopfhaut und kräftiges Haar.

Vorsicht bei der Anwendung

Überdosierung
Wegen der harntreibenden Wirkung nicht in großen Mengen konsumieren, um einen Elektrolytverlust zu vermeiden. Hier ist es auch von großer Bedeutung ausreichend Wasser zu sich zu nehmen.

Allergien
Einige Menschen können empfindlich auf Brennnessel reagieren. Lieber mit einer kleinen Menge z.B. als Tee probieren

Medikamenten
Bei Blutdrucksenkern, Entwässerungsmitteln oder anderen Medikamenten sollte vor der Anwendung ein Arzt konsultiert werden.

Fazit

Die Brennnessel ist ein wahres Multitalent in der Pflanzen-heilkunde. Sie entgiftet den Körper, unterstützt die Hautge-sundheit, stärkt das Immunsystem und lindert Entzündun-gen. Ihre vielseitigen Einsatzmöglichkeiten machen sie zu einer unverzichtbaren Zutat in der Naturheilkunde.

Anleitung einer Tinktur für schnelles und gesundes Haarwachstum

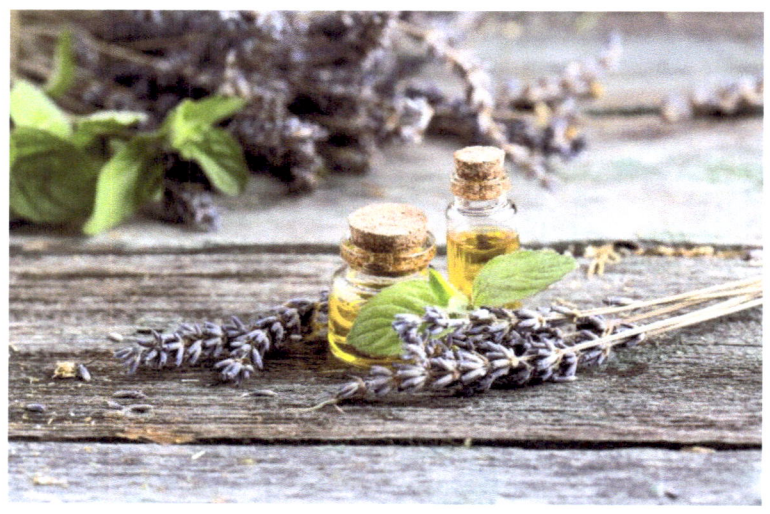

Zutaten:

- 20 g getrocknete Klettenwurzel
- 15 g getrocknete Brennnesselblätter
- 10 g getrocknetes Basilikum
- 200 ml hochprozentiger Alkohol (mindestens 40 %, z. B. Wodka)
- Ein verschließbares, steriles Glasgefäß

Zubereitung

Kräuter vorbereiten:

- Die getrockneten Klettenwurzelstücke, Brennnesselblätter und Basilikum in ein sauberes Glasgefäß geben.

Alkohol hinzufügen:

- Den Alkohol über die Kräuter gießen, bis sie vollständig bedeckt sind. Ein Verhältnis von 1:5 (1 Teil Kräuter, 5 Teile Alkohol) ist ideal.

Mischen und verschließen:

- Das Glas gut verschließen und kräftig schütteln, damit
sich der Alkohol mit den Wirkstoffen der Kräuter verbindet.

Reifezeit:

- Das Glas an einem kühlen, dunklen Ort für 4–6 Wochen stehen lassen. Einmal täglich sanft schütteln, um
die Extraktion zu fördern.

Abseihen:

- Nach der Reifezeit die Tinktur durch ein feines Sieb
oder einen Kaffeefilter abseihen und in dunkle Tropfflaschen umfüllen.

Lagerung:

- Die Tinktur an einem kühlen Ort lagern. Sie ist etwa **1 Jahr haltbar**.

Wirkungsweise der Tinktur

Klettenwurzel

- **Hautgesundheit:**
  Fördert die Reinigung der Haut, wirkt gegen Akne und Ekzeme.

- **Entgiftend:**
  Unterstützt die Leber- und Nierenfunktion und hilft beim Abtransport von Giftstoffen.

- **Haarpflege:**
  Stärkt die Haarwurzeln und beugt Haarausfall vor.

- **Hilft auch bei:** Hautausschlägen, Ekzeme, unterstützend auch gegen Neurodermitis und Schuppenflechte.

Brennnessel

- **Stoffwechsel und Entgiftung:**
  Wirkt harntreibend, unterstützt die Ausleitung von Schlacken und fördert die Durchblutung.

- **Haarwuchs:**
  Kräftigt die Haarfollikel und regt das Haarwachstum an.

- **Entzündungshemmend:**
  Hilft bei Gelenkschmerzen und rheumatischen Beschwerden.

Basilikum

- **Antioxidativ:**
  Schützt die Zellen vor freien Radikalen und unterstützt die Regeneration.

- **Entzündungshemmend:**
  Lindert Hautirritationen und wirkt beruhigend.

- **Antibakteriell:**
  Hilft bei Hautunreinheiten und schützt vor Infektionen.

Anwendung der Tinktur

Innerlich:

Zur Unterstützung von Stoffwechsel und Entgiftung 2–3-mal täglich 10–20 Tropfen in Wasser einnehmen.

Äußerlich:

Als Tonikum auf die Kopfhaut auftragen, um Haarwuchs zu fördern, oder auf die Haut auftragen, um Unreinheiten zu behandeln.

Haarpflege:

Einige Tropfen der Tinktur ins Shampoo mischen, um die Kopfhaut zu stärken.

Hinweis

Vor der innerlichen Anwendung sollte ein Arzt konsultiert werden, insbesondere bei Schwangerschaft, Stillzeit oder bestehenden Erkrankungen.

Salbei und seine Wirkung

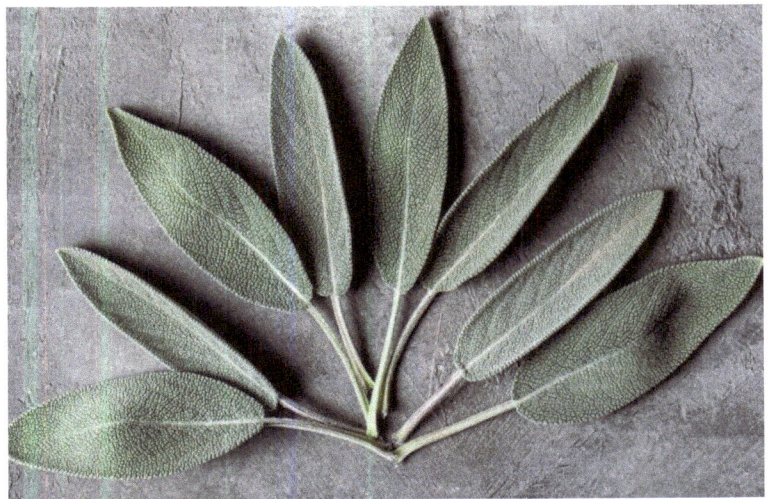

Salbei (Salvia officinalis) ist eine vielseitige Heilpflanze, die seit Jahrhunderten in der Naturheilkunde eingesetzt wird. Sie enthält wertvolle Inhaltsstoffe wie ätherische Öle, Gerbstoffe, Bitterstoffe und Flavonoide, die für ihre gesundheitlichen Wirkungen verantwortlich sind. Salbei hat eine entzündungshemmende und antibakterielle Wirkung, die ihn besonders bei der Behandlung von Infektionen im Mund- und Rachenbereich hilfreich macht. Er unterstützt die Verdauung, lindert Blähungen und kann bei Magenbeschwerden helfen.

Hier eine Übersicht über die Wirkungen von Salbei:

Entzündungshemmend

- Die enthaltenen ätherischen Öle wie Thujon, Cineol und Campher wirken entzündungshemmend und antibakteriell.
- Anwendung: Ideal bei Entzündungen im Mund- und Rachenraum (z. B. als Gurgellösung oder Tee).

Schweißhemmend

- Salbei hilft, übermäßiges Schwitzen zu regulieren.
- Anwendung: Als Tee oder in Form von Salbei-Deodorants zur Schweißreduktion.

Antibakteriell und antiviral

- Die Inhaltsstoffe bekämpfen Bakterien, Pilze und Viren.
- Anwendung: Bei Erkältungen, Infektionen und Wundpflege.

Krampflösend und verdauungsfördernd

- Bitterstoffe in Salbei regen die Verdauung an, fördern die Gallenproduktion und lindern Blähungen und Krämpfe.
- Anwendung: Nach fettreichen Mahlzeiten oder bei Magen-Darm-Beschwerden.

Hormonregulierend

- Salbei wird in der Frauenheilkunde geschätzt, da er bei hormonellen Beschwerden wie Wechseljahresbeschwerden oder PMS helfen kann.
- Anwendung: Als Tee oder Tinktur.

Wundheilend

- Gerbstoffe im Salbei fördern die Heilung von Wunden und reduzieren Entzündungen.
- Anwendung: Äußerlich als Umschlag oder Spülung bei kleinen Wunden oder Hautirritationen.

Antioxidativ

- Die Flavonoide in Salbei schützen die Zellen vor oxidativem Stress und wirken regenerierend.
- Anwendung: Als Bestandteil in Hautpflegeprodukten oder als Tee zur inneren Anwendung.

Einsatzmöglichkeiten

Tee:

- Zubereitung: 1 TL getrocknete Blätter mit 200 ml heißem Wasser übergießen, 5–10 Minuten ziehen lassen.
- Wirkung: Unterstützt bei Verdauungsproblemen, Erkältungen oder Hitzewallungen.

Gurgellösung:

- Zubereitung: Salbeitee abkühlen lassen und mehrmals täglich gurgeln.

- Wirkung: Wirkt entzündungshemmend bei Halsschmerzen oder Zahnfleischentzündungen.

Äußerlich:

- Als Badezusatz oder Umschläge zur Behandlung von Hautproblemen, wie Akne oder kleineren Wunden.

Öl oder Creme:

- Salbeiöl wirkt beruhigend auf die Haut und kann bei Muskelverspannungen oder Hautreizungen angewendet werden.

Wichtige Hinweise

- Vorsicht bei hoher Dosierung: Thujon im Salbei kann in großen Mengen toxisch wirken.
- Nicht für Schwangere und Stillende: Hohe Mengen Salbei können die Milchproduktion hemmen oder Kontraktionen auslösen.
- Langfristige Anwendung: Nur nach Absprache mit einem Arzt, besonders bei regelmäßiger Einnahme.

Fazit

Salbei ist eine kraftvolle Heilpflanze mit vielfältigen Anwendungen, die von der Unterstützung der Verdauung bis hin zur Linderung von Entzündungen reicht. Sein antibakterieller und entzündungshemmender Effekt macht ihn zu einem wertvollen natürlichen Heilmittel.

Stevia eine Starke und süße Pflanze

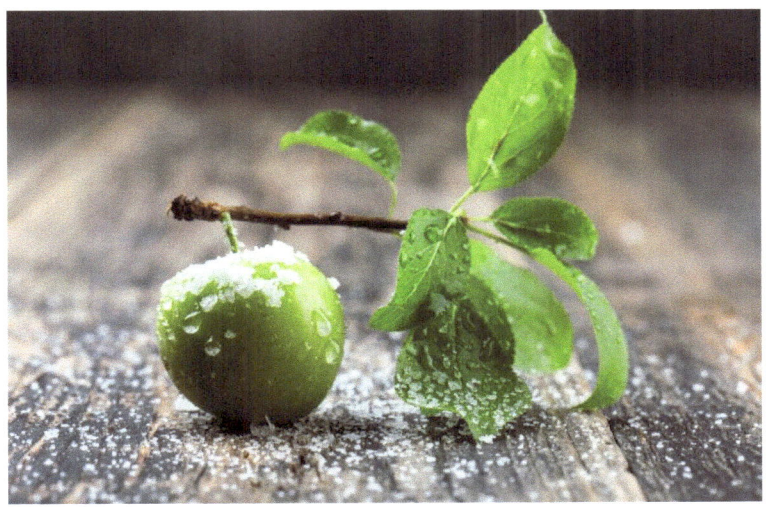

Stevia (Stevia rebaudiana) ist eine Pflanze, die vor allem für ihre natürlich süßenden Eigenschaften bekannt ist. Ihre Blätter enthalten sogenannte Steviolglykoside, die bis zu 300-mal süßer sind als Zucker und gleichzeitig kalorienfrei. Abgesehen von ihrer Verwendung als Süßungsmittel hat Stevia auch einige gesundheitliche Wirkungen. Stevia enthält zudem antioxidative Eigenschaften, die helfen, Zellen vor Schäden durch freie Radikale zu schützen. Es wird auch angenommen, dass Stevia entzündungshemmende Eigenschaften hat und dabei hilft, den Blutdruck zu senken.

Hier sind die wichtigsten Eigenschaften und Effekte:

Kalorienfreie Süße

- **Wirkung:** Stevia enthält keine Kalorien und hat keinen Einfluss auf den Blutzuckerspiegel.
- **Nutzen:** Ideal für Menschen, die abnehmen möchten oder eine kalorienarme Ernährung verfolgen.

Blutzuckerregulierend

- **Wirkung:** Stevia hat keinen Einfluss auf den Insulinspiegel, da es keine Glukose enthält. Es kann sogar helfen, den Blutzucker zu stabilisieren.
- **Nutzen:** Besonders geeignet für Diabetiker und Menschen mit Insulinresistenz.

Zahnfreundlich

- **Wirkung:** Im Gegensatz zu Zucker fördert Stevia weder die Bildung von Zahnbelag noch die Vermehrung von Kariesbakterien.
- **Nutzen:** Wird oft in Zahnpasten oder zuckerfreien Kaugummis verwendet.

Antioxidativ

- Wirkung: Steviablätter enthalten Flavonoide und andere Antioxidantien, die die Zellen vor Schäden durch freie Radikale schützen können.
- Nutzen: Kann zur allgemeinen Zellgesundheit beitragen und entzündliche Prozesse im Körper reduzieren.

Blutdrucksenkend

- **Wirkung:** Einige Studien legen nahe, dass Stevia die Blutgefäße entspannen und den Blutdruck leicht senken kann.
- **Nutzen:** Kann bei Menschen mit leichtem Bluthochdruck unterstützend wirken.

Entzündungshemmend

- **Wirkung:** Die enthaltenen Antioxidantien und sekundären Pflanzenstoffe können entzündungshemmend wirken.
- **Nutzen:** Unterstützt die allgemeine Gesundheit und kann das Immunsystem stärken.

Verdauungsfördernd

- Wirkung: Stevia kann die Verdauung unterstützen und leichte Magen-Darm-Beschwerden lindern.
- Nutzen: Besonders als Tee aus den getrockneten Blättern wohltuend für den Magen

Anwendungsbereiche

Süßungsmittel:

- Verwendung: Als Ersatz für Zucker in Getränken, Backwaren oder Desserts.
- Vorteil: Keine Kalorien, kein Einfluss auf den Blutzuckerspiegel.

Hautpflege:

- Verwendung: In selbstgemachten Masken oder Cremes kann Stevia entzündungshemmend wirken und Unreinheiten reduzieren.

Tee:

- Verwendung: Die Blätter können frisch oder getrocknet als Teeaufguss verwendet werden.
- Vorteil: Süße Wirkung ohne zusätzliche Kalorien.

Mögliche Nebenwirkungen

- Verdauungsprobleme: In hohen Mengen kann Stevia bei empfindlichen Personen Blähungen oder Durchfall auslösen.
- Geschmack: Manche empfinden den Geschmack als leicht bitter oder lakritzartig.
- Blutdruck und Blutzucker: Menschen mit niedrigem Blutdruck oder bestimmten Medikamenten sollten Stevia in großen Mengen vermeiden.

Fazit

Stevia ist eine natürliche, kalorienfreie Alternative zu Zucker mit positiven Effekten auf die Zahngesundheit, den Blutzuckerspiegel und den Blutdruck. Neben seiner Rolle als Süßungsmittel hat es entzündungshemmende und antioxidative Eigenschaften, die zur allgemeinen Gesundheit beitragen können. Es ist eine wertvolle Zutat für eine gesunde und bewusste Ernährung.

Stevia Tinktur als Begleiteinsatz gegen Borreliose

Es gibt Hinweise darauf, dass **Stevia** potenziell unterstützend bei der Behandlung von **Borreliose** wirken könnte, einer durch Zecken übertragenen bakteriellen Infektion, die häufig schwer zu behandeln ist. Diese Wirkung ist vor allem Gegenstand von Laborstudien und experimentellen Untersuchungen. Hier eine Zusammenfassung der aktuellen Erkenntnisse:

Potenzielle Wirkungen von Stevia bei Borreliose

Antibakterielle Eigenschaften

- **Wirkung:** Studien haben gezeigt, dass **Steviolglykoside**, die süßenden Bestandteile von Stevia, antimikrobielle Eigenschaften besitzen. Sie könnten helfen, das Bakterium *Borrelia burgdorferi* – den Erreger der Borreliose – zu bekämpfen.

- **Nutzen:** In einer Laborstudie (2015, von der University of New Haven) wurde festgestellt, dass Stevia-Extrakt sogar resistenten Formen von *Borrelia burgdorferi* (Biofilme) schaden kann, die gegenüber Antibiotika schwer behandelbar sind.

Unterstützung der Biofilm-Bekämpfung

- **Wirkung:** Borreliose-Bakterien können sich in schützenden Biofilmen verstecken, was ihre Behandlung erschwert. Stevia-Extrakt zeigte in Laborversuchen die Fähigkeit, diese Biofilme zu zerstören oder zu schwächen.
- **Nutzen:** Dies könnte eine sinnvolle Ergänzung zur klassischen Antibiotikatherapie sein.

Immununterstützung

- **Wirkung:** Stevia enthält Antioxidantien, die das Immunsystem stärken und entzündliche Prozesse im Körper reduzieren könnten.
- **Nutzen:** Dies kann hilfreich sein, um die durch Borreliose verursachten Schäden und Entzündungen zu lindern.

Einsatzmöglichkeiten von Stevia

Als Ergänzung

Stevia wird nicht als eigenständige Behandlung von Borreliose empfohlen, sondern als unterstützendes Mittel in Kombination mit medizinischen Therapien.

Extrakt

Hochkonzentrierte Stevia-Extrakte in flüssiger Form, die möglichst ohne Zusatzstoffe hergestellt wurden, sind für diesen Zweck am effektivsten.

Wichtige Hinweise und Einschränkungen

Laborergebnisse vs. klinische Studien

Bisherige Studien zu Stevia und Borreliose stammen überwiegend aus dem Labor. Es gibt noch keine umfassenden klinischen Studien, die eine vergleichbare Wirkung beim Menschen bestätigen.

Kein Ersatz für Antibiotika

Die Standardbehandlung von Borreliose besteht aus Antibiotika. Stevia kann diese Therapie möglicherweise ergänzen, sollte aber keinesfalls als Ersatz dienen.

Dosierung

Die richtige Dosierung und Anwendung bei Borreliose ist nicht eindeutig festgelegt. Rücksprache mit einem Arzt oder Heilpraktiker ist erforderlich.

Qualität des Stevia-Extrakts

Nicht alle Stevia-Produkte auf dem Markt enthalten die notwendigen aktiven Bestandteile. Reine, hochqualitative Extrakte sind entscheidend.

Fazit

Stevia-Extrakt zeigt in Laborstudien vielversprechende anti-bakterielle Wirkungen gegen *Borrelia burgdorferi* und könnte Biofilme abbauen, die eine Borreliose-Therapie erschweren. Klinische Studien am Menschen fehlen jedoch, sodass Stevia derzeit nur als unterstützendes Mittel in Erwägung gezogen werden sollte, insbesondere in Kombination mit konventionellen Behandlungen. Konsultation eines Arztes oder eines erfahrenen Therapeuten ist dabei unerlässlich.

Anleitung zur Herstellung einer Stevia-Tinktur

Eine Stevia-Tinktur ist eine konzentrierte Flüssigkeit, die die Süßkraft und mögliche gesundheitliche Vorteile der Stevia-Pflanze einfängt. Sie kann vielseitig verwendet werden, z. B. zum Süßen von Speisen, Getränken oder als unterstützendes Mittel in der Naturheilkunde.

Zutaten:

- 1 Tasse frische Stevia-Blätter (alternativ: 1/2 Tasse getrocknete Stevia-Blätter)
- 250 ml hochprozentiger Alkohol (z. B. Wodka oder Weingeist, mindestens 40 %)
- 1 sterilisiertes Schraubglas
- 1 dunkle Tropfflasche zur Aufbewahrung

Anleitung

Vorbereitung der Stevia-Blätter

- Frische Stevia-Blätter gründlich abwaschen und trocken tupfen.
- Getrocknete Blätter direkt verwenden.

Blätter ins Glas geben

- Die Stevia-Blätter in das sterilisierte Schraubglas füllen.

Alkohol hinzufügen

- Den Alkohol über die Blätter gießen, bis sie vollständig bedeckt sind.

Ziehzeit

- Das Glas fest verschließen und an einem dunklen, kühlen Ort aufbewahren.
- Ein- bis zweimal täglich schütteln.
- Ziehzeit: 24–48 Stunden (längerer Kontakt mit Alkohol kann Bitterstoffe freisetzen).

Filtern

- Die Mischung durch ein feines Sieb oder einen Kaffeefilter abseihen, um die Blätter zu entfernen.

Optional: Erhitzen zur Alkoholverdampfung

- Um den Alkoholanteil zu reduzieren, die Tinktur vorsichtig bei niedriger Hitze (ohne Kochen!) 10–15 Minuten erhitzen.

- Dadurch verdampft ein Teil des Alkohols, und der Geschmack wird milder.

Abfüllen

- Die fertige Tinktur in eine dunkle Tropfflasche umfüllen, um sie vor Licht zu schützen.

Lagerung

- An einem kühlen, dunklen Ort aufbewahren. Haltbarkeit: ca. 1 Jahr.

Anwendung

- **Süßungsmittel:** Einige Tropfen in Tee, Kaffee, Smoothies oder Desserts geben.
- **Gesundheit:** Unterstützend bei der Blutzuckerregulation oder als antioxidative Zutat nutzen.

Hinweis

Bei medizinischer Anwendung oder zur Unterstützung von spezifischen Beschwerden sollte ein Arzt oder Heilpraktiker konsultiert werden.

Artemesia Annua eine gigantisch heilende Pflanze

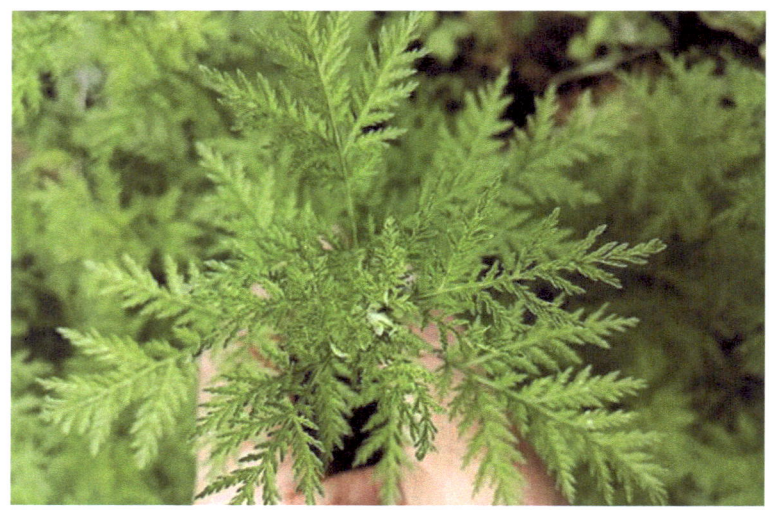

Artemisia annua, auch bekannt als Einjähriger Beifuß, ist eine Heilpflanze, die traditionell in der chinesischen Medizin verwendet wird. Ihre Wirkstoffe, insbesondere **Artemisinin**, haben bemerkenswerte medizinische Eigenschaften. Der Hauptwirkstoff in Artemisia annua ist Artemisinin, das starke antimikrobielle, entzündungshemmende und antioxidative Eigenschaften besitzt. Es wird angenommen, dass es den Körper bei der Bekämpfung von Parasiten und anderen Infektionen unterstützt. Artemisia annua fördert auch die Entgiftung und stärkt das Immunsystem.

Hier sind die wichtigsten Wirkungen

Antiparasitär

- **Artemisinin**, der Hauptwirkstoff von Artemisia annua, ist hochwirksam gegen Parasiten, insbesondere *Plasmodium*, das Malaria verursacht.
- Es zerstört Parasiten durch die Freisetzung reaktiver Sauerstoffspezies (ROS), wenn es mit eisenhaltigen Verbindungen reagiert.
- Auch gegen andere Parasiten wie Darmwürmer wird die Pflanze eingesetzt.

Antibakteriell

- Artemisia annua zeigt Wirkung gegen verschiedene Bakterien, darunter einige grampositive und gramnegative Stämme.
- Es wird untersucht, ob Artemisia annua unterstützend gegen Borreliose wirken kann, da sie möglicherweise die Zellwände von Bakterien schwächt.

Antiviral

- Studien deuten darauf hin, dass Artemisia annua antivirale Eigenschaften hat, beispielsweise gegen Hepatitis- und Herpesviren.
- Artemisinin und seine Derivate können die Replikation bestimmter Viren hemmen und das Immunsystem stärken.

Antioxidativ

- Artemisia annua ist reich an Flavonoiden und Polyphenolen, die starke antioxidative Eigenschaften haben.
- Diese Verbindungen helfen, oxidativen Stress zu reduzieren, der bei chronischen Krankheiten und Alterungsprozessen eine Rolle spielt.

Entzündungshemmend

- Die Pflanze reduziert Entzündungen durch Hemmung entzündungsfördernder Zytokine wie TNF-α und IL-6.
- Sie kann hilfreich bei entzündlichen Erkrankungen wie Arthritis, Autoimmunerkrankungen oder entzündlichen Darmerkrankungen sein.

Antitumoral

- Artemisinin und seine Derivate zeigen vielversprechende antitumorale Eigenschaften. Sie wirken auf Krebszellen, indem sie reaktive Sauerstoffspezies erzeugen, die selektiv Krebszellen schädigen.
- Besonders wirksam ist Artemisinin in Verbindung mit eisenreichen Tumorzellen.

Immunmodulierend

- Artemisia annua unterstützt das Immunsystem, indem sie die Produktion von weißen Blutkörperchen anregt und die Immunantwort optimiert.
- Sie wird auch zur Unterstützung bei geschwächtem Immunsystem verwendet.

Unterstützend bei Malaria-ähnlichen Erkrankungen

- Neben Malaria wird Artemisia annua auch bei Malaria-ähnlichen Erkrankungen oder Fiebererkrankungen eingesetzt, insbesondere in Regionen, in denen Resistenzen gegen herkömmliche Medikamente auftreten.

Anwendungsmöglichkeiten

Tee:

1 Teelöffel getrocknete Blätter mit heißem Wasser übergießen und 5–10 Minuten ziehen lassen.

Extrakte/Tinkturen:

Höher dosiert und standardisiert erhältlich.

Kapseln/Tabletten:

Praktisch für eine genaue Dosierung von Artemisinin.

Vorsichtsmaßnahmen

Langzeitnutzung: Nicht über längere Zeiträume verwenden, da dies zu Resistenzen (insbesondere bei Malaria) führen könnte.

Schwangere und Stillende: Die Anwendung wird nicht empfohlen, da Artemisinin die Gebärmutter stimulieren könnte.

Wechselwirkungen: Kann mit bestimmten Medikamenten wie Antikoagulantien oder Immunmodulatoren interagieren.

Fazit

Artemisia annua ist eine vielseitige Heilpflanze mit stark antiparasitären, antibakteriellen und antioxidativen Eigenschaften. Sie zeigt vielversprechende Anwendungen in der Unterstützung der Behandlung von Malaria, Borreliose, entzündlichen Erkrankungen und sogar Krebs. Eine verantwortungsvolle Anwendung unter ärztlicher Aufsicht ist jedoch entscheidend

Tinktur zur Leberentgiftung

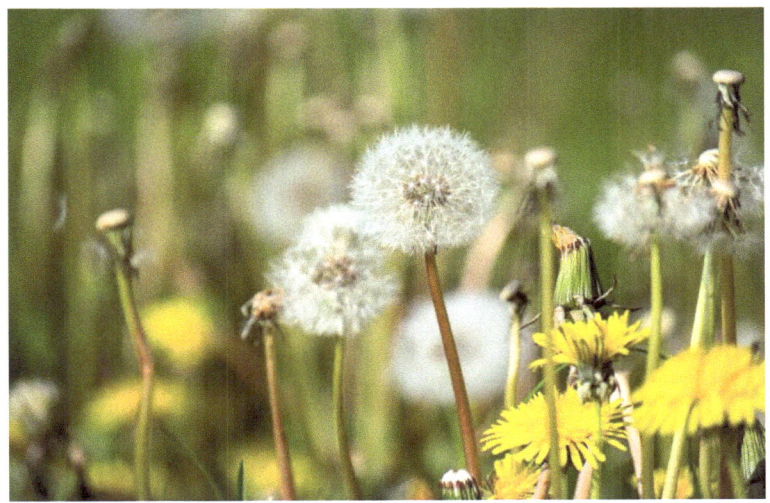

Das Herstellen einer Tinktur aus **Mariendistel**, **Artischocke**, **Löwenzahnwurzel**, **Cayennepfeffer** und **Kurkuma** kombiniert die vielfältigen gesundheitsfördernden Eigenschaften dieser Pflanzen in einer alkoholischen Lösung. Solche Tinkturen können für die Unterstützung von Verdauung, Lebergesundheit und allgemeinen Stoffwechselprozessen eingesetzt werden.

Eigenschaften der Zutaten

Mariendistel

- **Hauptwirkung**: Leberregeneration und Entgiftung.
- **Inhaltsstoff**: Silymarin, ein starkes Antioxidans.
- **Wirkung**: Schützt die Leberzellen, unterstützt die Regeneration und verbessert die Entgiftung.
- **Anwendung**: Bei Lebererkrankungen, nach Alkoholmissbrauch oder bei toxischer Belastung.

Artischocke

- **Hauptwirkung**: Verdauungsförderung und Cholesterinsenkung.
- Inhaltsstoff: Cynarin.
- **Wirkung**: Unterstützt die Leberfunktion, regt die Gallensaftproduktion an, fördert die Fettverdauung und kann den Cholesterinspiegel senken.

Löwenzahnwurzel

- **Hauptwirkung**: Diuretisch und verdauungsfördernd.
- **Wirkung**: Fördert die Ausscheidung von Giftstoffen über die Nieren, regt die Gallensaftproduktion an und unterstützt den Stoffwechsel.
- **Anwendung**: Bei Verdauungsproblemen, Blähungen und leichten Leber- und Nierenproblemen.

Cayennepfeffer:

- Hauptwirkung: Stoffwechselanregend und durchblutungsfördernd.
- Inhaltsstoff: Capsaicin.
- Wirkung: Fördert die Durchblutung, lindert Entzündungen und unterstützt den Verdauungstrakt. Auch hilfreich zur Schmerzlinderung bei äußerlicher Anwendung.

Kurkuma:

- **Hauptwirkung**: Entzündungshemmend und antioxidativ.
- Inhaltsstoff: Curcumin.
- **Wirkung**: Unterstützt die Leberentgiftung, fördert die Verdauung und hilft bei chronischen Entzündungen.
- **Anwendung**: Bei entzündlichen Erkrankungen, Verdauungsproblemen oder zur Stärkung der Leber.

Herstellung der Tinktur

Zutaten und Materialien:

- Getrocknete Kräuter oder Wurzeln: Je 20–30 g Mariendistelsamen, Artischockenblätter, Löwenzahnwurzel, Kurkumapulver, 5 g Cayennepfeffer.
- Hochprozentiger Alkohol (z. B. Wodka, mindestens 40–50 %).
- Ein großes, steriles Schraubglas.
- Dunkle Glasflaschen zur Lagerung.

Schritte:

- Kräuter und Gewürze in das Schraubglas geben.
- Mit Alkohol auffüllen, sodass die Kräuter vollständig bedeckt sind.
- Das Glas gut verschließen und schütteln.
- **Mazerationszeit**: 4–6 Wochen an einem dunklen, kühlen Ort stehen lassen. Täglich leicht schütteln, um die Inhaltsstoffe zu lösen.
- Nach der Mazeration durch ein feines Sieb oder ein Tuch filtern und die Flüssigkeit in dunkle Glasflaschen umfüllen.

Dosierung:

- Üblich sind 10–20 Tropfen, 1–3-mal täglich, verdünnt in Wasser oder Tee.

Wirkung der Tinktur

Leber und Verdauung:

Unterstützt die Leberreinigung und Gallensaftproduktion, fördert die Fettverdauung und reduziert Blähungen.

Entzündungshemmend:

Kann bei chronischen Entzündungen und oxidativem Stress helfen.

Stoffwechsel und Durchblutung:

Regt den Stoffwechsel an und verbessert die Durchblutung.

Entgiftung:

Fördert die Ausscheidung von Toxinen über Leber und Nieren.

Vorsicht und Hinweise

Nicht für Schwangere oder Stillende:

Einige der enthaltenen Stoffe, wie Kurkuma und Cayennepfeffer, können ungeeignet sein.

Wechselwirkungen:

Die Tinktur kann mit Medikamenten wie Blutverdünnern oder leberschützenden Medikamenten interagieren.

Allergien:

Personen mit Allergien gegen einen der Inhaltsstoffe sollten die Tinktur meiden.

Nicht überdosieren:

Aufgrund der starken Wirkstoffe sollte die empfohlene Dosierung eingehalten werden.

Mit dieser Kombination erhalten Sie eine kraftvolle Tinktur, die mehrere gesundheitliche Vorteile in sich vereint.

Propolis Tinktur gegen Entzündungen

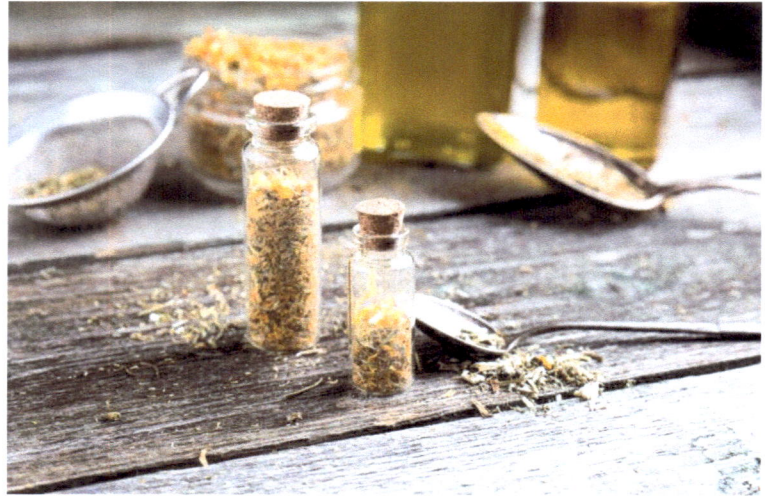

Propolis ist eine harzartige Substanz, die von Bienen produziert wird. Es entsteht, wenn Bienen Baumharze, Pflanzenstoffe und Wachs mit ihren eigenen Enzymen vermischen. Die Bienen verwenden Propolis im Bienenstock als **Baumaterial** und zur **Desinfektion**, um den Stock vor Krankheitserregern wie Bakterien, Viren und Pilzen zu schützen. Es stärkt das Immunsystem, hilft bei der Bekämpfung von Infektionen, fördert die Heilung von Wunden und unterstützt die Regeneration von Hautgewebe. Propolis wird auch zur Linderung von Halsschmerzen und bei Erkältungen verwendet.

Zusammensetzung

Die genaue Zusammensetzung von Propolis variiert je nach Region und Pflanzenart, die den Bienen zur Verfügung stehen. Typischerweise besteht Propolis aus:

- Harzen und Balsamen (50–60 %)
- Bienenwachs (30 %)
- Ätherischen Ölen (10 %)
- **Pollen** und anderen organischen Stoffen
- Flavonoiden und Polyphenolen (Antioxidantien)

Wirkung

Propolis wird wegen seiner vielfältigen positiven Wirkungen geschätzt:

Antibakteriell und antiviral:

Propolis kann das Wachstum von Bakterien, Viren und Pilzen hemmen, weshalb es oft zur Wundheilung oder zur Behandlung von Infektionen verwendet wird.

Entzündungshemmend:

Es kann bei entzündlichen Hauterkrankungen, Zahnfleischentzündungen oder Halsschmerzen helfen.

Antioxidativ:

Die enthaltenen Polyphenole schützen Zellen vor Schäden durch freie Radikale.

Wundheilend:

Propolis unterstützt die Regeneration von Gewebe und kann die Heilung von kleineren Wunden oder Verbrennungen fördern.

Immunsystem-stärkend:

Es wird traditionell eingesetzt, um das Immunsystem zu stärken und Infektionen vorzubeugen.

Anwendung

Propolis ist in verschiedenen Formen erhältlich:

- **Tinkturen** (in Alkohol gelöst)
- **Salben und Cremes** (für Hautanwendungen)
- Tabletten oder Kapseln (zur Einnahme)
- **Mundsprays oder Lutschpastillen** (bei Halsschmerzen oder Zahnfleischentzündungen)

Vorsicht und Hinweise

Allergien:

Menschen mit einer Allergie gegen Bienenprodukte sollten Propolis meiden, da es allergische Reaktionen hervorrufen kann.

Schwangere und Kinder:

Vor der Anwendung sollte Rücksprache mit einem Arzt gehalten werden.

Hochprozentige Tinkturen:

Diese können in unverdünnter Form reizend wirken.

Zusammengefasst ist Propolis ein vielseitiges Naturprodukt mit vielen gesundheitlichen Vorteilen, das sowohl innerlich als auch äußerlich angewendet werden kann.

Zistrose und ihre heilende Wirkung

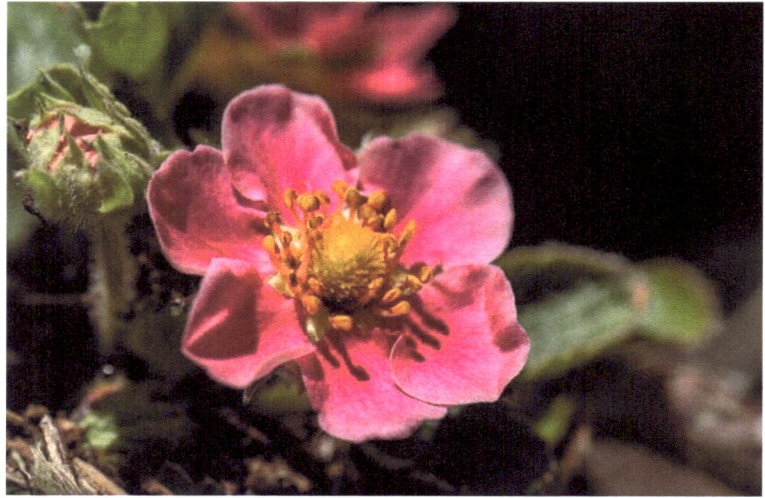

Zistrose (Cistus) ist eine Pflanze, die vor allem wegen ihrer starken antioxidativen, antimikrobiellen und entzündungs- hemmenden Eigenschaften geschätzt wird. Sie wird traditio- nell in der Naturheilkunde verwendet, insbesondere zur Stär- kung des Immunsystems und zur Unterstützung bei Haut- und Atemwegserkrankungen. Die gebräuchlichste Art ist die **Cistus incanus**.

Hauptinhaltsstoffe

- **Polyphenole**: Starke Antioxidantien, die freie Radikale bekämpfen.
- **Ätherische Öle**: Wirken antimikrobiell und beruhigend.
- **Flavonoide**: Unterstützen die Zellgesundheit und wirken entzündungshemmend.
- **Gerbstoffe**: Helfen bei Hautproblemen und fördern die Wundheilung.

Gesundheitliche Eigenschaften

Immunsystemstärkend:

- Die hohen Mengen an Polyphenolen helfen, das Immunsystem zu stärken.
- Zistrose kann vor Infektionen durch Viren, Bakterien und Pilze schützen.
- Anwendung bei Erkältungen, Grippe oder zur Vorbeugung.

Antioxidative Wirkung:

- Schützt Zellen vor oxidativem Stress.
- Kann das Risiko für chronische Erkrankungen wie Herz-Kreislauf-Erkrankungen oder Krebs senken.

Antivirale und antibakterielle Eigenschaften:

- Zistrose kann das Wachstum von Krankheitserregern hemmen.
- Wirksam gegen Erkältungsviren, Herpesviren und andere Mikroorganismen.
- Wird häufig als Tee oder Lutschtablette bei Halsschmerzen und Infektionen der oberen Atemwege eingesetzt.

Unterstützung der Hautgesundheit:

- Wirkt entzündungshemmend und hilft bei Hauterkrankungen wie Akne, Ekzemen oder Wunden.
- Kann äußerlich in Form von Umschlägen oder Cremes angewendet werden.

Unterstützung des Magen-Darm-Trakts:

- Die Gerbstoffe helfen bei Durchfall und beruhigen die Schleimhäute.
- Fördert eine gesunde Darmflora, was das Immunsystem stärkt.

Entgiftung und Schutz vor Schwermetallen:

- Zistrose soll Schwermetalle wie Blei oder Quecksilber im Körper binden und deren Ausscheidung fördern.

Beruhigende Wirkung auf die Atemwege:

- Lindernd bei Husten, Bronchitis oder anderen Atemwegsproblemen.
- Die schleimlösende und antimikrobielle Wirkung ist besonders hilfreich bei Erkältungskrankheiten.

Anwendungsmöglichkeiten

Tee:

Zistrosentee ist die häufigste Zubereitungsform. 1–2 Teelöffel getrocknete Zistrose mit heißem Wasser übergießen, 5–10 Minuten ziehen lassen. 2–3 Tassen täglich unterstützen das Immunsystem und helfen bei Erkältungen.

Tinktur oder Extrakt:

Konzentrierte Form zur Einnahme oder äußerlichen Anwendung.

Creme oder Salbe:

Für Hautprobleme oder zur Wundheilung.

Lutschtabletten:

Wirksam bei Halsschmerzen und zur Mundhygiene.

Vorsicht und Hinweise

Allergien:

Personen, die auf Gerbstoffe empfindlich reagieren, sollten vorsichtig sein.

Längerfristige Anwendung:

Bei hoher Dosierung über einen längeren Zeitraum können Magen-Darm-Beschwerden auftreten.

Nicht in der Schwangerschaft:

Wegen der möglichen Wirkung auf den Hormonhaushalt sollte die Einnahme in der Schwangerschaft und Stillzeit mit einem Arzt abgestimmt werden.

Fazit

Die Zistrose ist ein kraftvolles Naturheilmittel mit vielseitigen Anwendungsmöglichkeiten. Sie unterstützt das Immunsystem, schützt die Zellen und fördert die Haut- und Atemwegsgesundheit. Besonders als Tee ist sie eine einfache und effektive Möglichkeit, ihre Vorteile zu nutzen. Die Tinktur sollte bei einem 40%tigen Gehalt bis zu 12 Monate haltbar sein.

Tinktur bei Borreliose

Eine Tinktur aus **Karde**, **Artemisia annua** (Einjähriger Beifuß), **Zistrose** und **Stevia** vereint die Wirkstoffe dieser Pflanzen, die traditionell zur Unterstützung des Immunsystems, zur Entgiftung und bei bakteriellen oder viralen Infektionen eingesetzt werden. Diese Kombination kann besonders bei der Förderung der allgemeinen Gesundheit sowie bei spezifischen Beschwerden wie Borreliose oder anderen chronischen Infektionen hilfreich sein.

Eigenschaften der Zutaten

Karde (Dipsacus fullonum):

- **Eigenschaften**: Entzündungshemmend, antibakteriell, immunstärkend.
- **Anwendung**: Traditionell bei Borreliose und zur Unterstützung des Bindegewebes und der Leber. Sie kann den Körper bei der Entgiftung und Regeneration unterstützen.

Artemisia annua (Einjähriger Beifuß):

- **Eigenschaften**: Stark antimikrobiell, antiviral, entzündungshemmend.
- **Anwendung**: Bekannt für seine Wirkung gegen Malaria (wegen des Wirkstoffs Artemisinin) und zur Unterstützung bei Infektionen. Kann auch bei Parasiten und chronischen Erkrankungen helfen.

175

Zistrose (Cistus incanus):

- Eigenschaften: Antiviral, antibakteriell, antioxidativ.
- Anwendung: Stärkt das Immunsystem, schützt vor oxidativem Stress, hilft bei Erkältungen, Viren und chronischen Entzündungen.

Stevia (Stevia rebaudiana):

- Eigenschaften: Antibakteriell, entzündungshemmend, antioxidativ.
- Anwendung: Neben der Süße hat Stevia gesundheitliche Vorteile, z. B. bei der Regulierung des Blutzuckerspiegels und der Hemmung von Bakterienwachstum (z. B. im Mundraum).

Herstellung der Tinktur

Zutaten:

- Getrocknete Pflanzen oder frische Kräuter:
- Kardenwurzel: 20–30 g.
- Artemisia annua: 15–20 g.
- Zistrosenblätter: 15–20 g.
- Steviablätter: 5–10 g (für Geschmack und antimikrobielle Wirkung).
- **Hochprozentiger Alkohol**: Mindestens 40–50 % (z. B. Wodka oder Weingeist).
- Ein großes Schraubglas und dunkle Glasflaschen zur Lagerung.

Schritte:

- **Schritt 1:** Kräuter zerkleinern und in das Schraubglas geben.
- **Schritt 2:** Mit Alkohol auffüllen, bis die Kräuter vollständig bedeckt sind.
- **Schritt 3:** Glas gut verschließen und schütteln.
- **Schritt 4:** Mazerationszeit: 4–6 Wochen an einem dunklen, kühlen Ort ziehen lassen. Täglich leicht schütteln, um die Wirkstoffe zu lösen.
- **Schritt 5:** Nach der Mazeration durch ein feines Sieb oder Tuch filtern und die Flüssigkeit in dunkle Glasflaschen umfüllen.

Anwendung und Dosierung

- **Dosierung:** Üblich sind 10–20 Tropfen der Tinktur, 1–3-mal täglich in etwas Wasser oder Tee.
- **Kuren:** Eine Tinktur kann kurzweise (z. B. 4–6 Wochen) eingenommen werden, besonders bei Infektionen oder zur Entgiftung.

Wirkung der Tinktur

Immunsystem:

Unterstützt das Immunsystem bei Infektionen (bakteriell, viral, parasitär).

Entgiftung:

Fördert die Ausscheidung von Giftstoffen über Leber und Nieren.

Entzündungshemmend:

Lindert chronische Entzündungen und unterstützt Heilungsprozesse.

Antimikrobielle Wirkung:

Hilft bei der Bekämpfung von Krankheitserregern und schützt vor weiteren Infektionen.

Stärkung des Stoffwechsels:

Unterstützt den Körper bei der Regeneration und Energiegewinnung.

Vorsicht und Hinweise

Schwangere und Stillende:

Sollten vor der Anwendung Rücksprache mit einem Arzt halten, da Artemisia annua und Karde in der Schwangerschaft nicht empfohlen werden.

Allergien:

Menschen mit Allergien gegen einen der Inhaltsstoffe sollten vorsichtig sein.

Medikamenteninteraktionen:

Bei gleichzeitiger Einnahme von Medikamenten (z. B. Blutverdünnern) sollten Sie die Tinktur nur nach Rücksprache mit einem Arzt verwenden

Fazit

Diese Tinktur kombiniert starke natürliche Wirkstoffe, die den Körper ganzheitlich stärken und unterstützen können. Besonders hilfreich ist sie bei Infektionen, Entzündungen und zur Entgiftung. Die Herstellung ist einfach und bietet eine vielseitige Anwendungsmöglichkeit. Die Tinktur sollte bei einem 40%tigen Gehalt bis zu 12 Monate haltbar sein

Tinkturen mit DMSO und Pflanzenstoffen

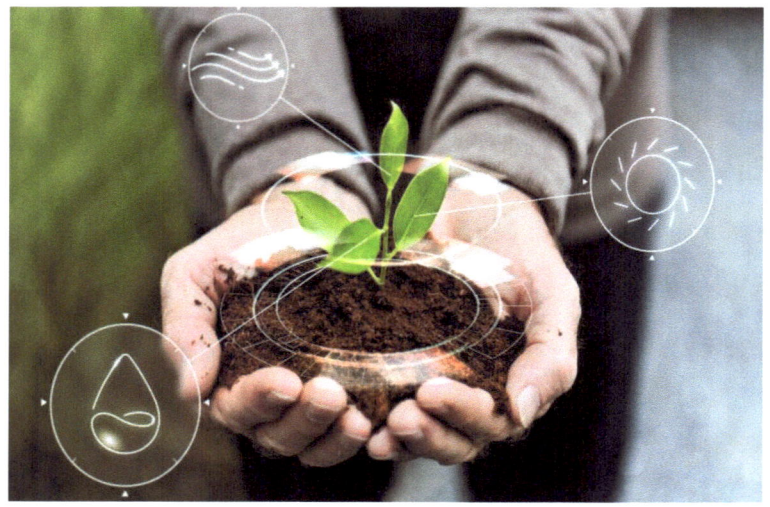

Die Kombination von **DMSO (Dimethylsulfoxid)** mit Pflanzentinkturen kann deren Wirksamkeit erhöhen, da DMSO als Trägerstoff fungiert, der die Wirkstoffe tiefer ins Gewebe transportiert. Diese Methode ist besonders in der Naturheilkunde beliebt, erfordert jedoch Sorgfalt, da DMSO sehr reaktiv ist. Es wird jedoch auch in der Medizin aufgrund seiner einzigartigen Eigenschaften eingesetzt. DMSO hat entzündungshemmende, schmerzlindernde und antimikrobielle Wirkungen.

Eigenschaften von DMSO

Trägersubstanz:

DMSO kann Wirkstoffe aus Pflanzentinkturen durch die Haut und Zellmembranen transportieren. Dadurch wird die Bioverfügbarkeit der pflanzlichen Wirkstoffe verbessert.

Entzündungshemmend:

DMSO hat eigene entzündungshemmende Eigenschaften und wird oft bei Schmerzen, Schwellungen und Gewebeentzündungen eingesetzt.

Schmerzlindernd:

Es kann Schmerzen direkt lindern, indem es die Durchblutung fördert und entzündungsfördernde Substanzen abbaut.

Antioxidativ:

Es schützt Zellen vor oxidativem Stress und hilft bei der Regeneration von Gewebe.

Grundlage

Pflanzentinkturen werden traditionell mit hochprozentigem Alkohol hergestellt. DMSO wird erst nach der Extraktion hinzugefügt, da es die Pflanzeninhaltsstoffe selbst nicht extrahiert.

Schritte zur Herstellung:

Pflanzentinktur herstellen:

- Getrocknete oder frische Pflanzen in ein Schraubglas geben.
- Mit 40–50 %igem Alkohol (z. B. Wodka oder Weingeist) auffüllen, sodass die Pflanzen vollständig bedeckt sind.
- 4–6 Wochen an einem dunklen, kühlen Ort ziehen lassen, täglich schütteln.
- Danach abseihen und die Flüssigkeit in dunkle Glasflaschen umfüllen.

DMSO hinzufügen:

- DMSO (mindestens 99,9 % Reinheit) in einem Verhältnis von **10–30 % der Gesamtmenge** zur fertigen Tinktur mischen. Beispiel: 100 ml Tinktur mit 10–30 ml DMSO.
- Gut vermischen, vorzugsweise in einem sterilen, Glasbehälter.

Lagerung:

- Die Mischung in dunkle, luftdichte Glasflaschen umfüllen und an einem kühlen, dunklen Ort lagern.

Haltbarkeit

- **Ohne DMSO**: Pflanzentinkturen mit Alkohol haben eine Haltbarkeit von 1–3 Jahren, wenn sie dunkel und kühl gelagert werden.
- **Mit DMSO**: DMSO selbst ist stabil, kann jedoch mit Kunststoff oder Luftfeuchtigkeit reagieren. Die Haltbarkeit der Mischung bleibt vergleichbar (ca. 1 Jahr), sollte jedoch regelmäßig auf Geruch, Farbe und Konsistenz überprüft werden.

Tipps zur Haltbarkeit

- Verwenden Sie dunkle Glasflaschen, um die Mischung vor Licht zu schützen.
- Lagern Sie die Mischung kühl (unter 25 °C) und trocken.
- Verwenden Sie sterile Utensilien bei der Herstellung, um Verunreinigungen zu vermeiden.

Anwendung von Tinkturen mit DMSO

Topisch (auf der Haut):

- Bei Gelenk- oder Muskelschmerzen können 5–10 Tropfen auf die betroffene Stelle aufgetragen werden.
- DMSO sorgt für eine tiefere Aufnahme der pflanzlichen Wirkstoffe

Orale Anwendung:

- DMSO-Tinkturen können verdünnt in Wasser eingenommen werden, jedoch ist Vorsicht geboten, da DMSO den Geschmack stark beeinflusst und sehr potent ist. Hier sollte Rücksprache mit einem Therapeuten erfolgen.

Vorsicht und Hinweise

Reinheit von DMSO:

Verwenden Sie nur medizinisches DMSO mit mindestens 99,9 % Reinheit, da Verunreinigungen durch die hohe Eindringfähigkeit in den Körper gelangen können.

Konzentration beachten:

DMSO sollte maximal 30 % der Mischung ausmachen, um Hautreizungen oder Nebenwirkungen zu vermeiden.

Kontakt mit Schadstoffen vermeiden:

Bei der Anwendung sollten Haut und Hände sauber sein, da DMSO Schadstoffe direkt durch die Haut transportieren kann.

Nicht für Schwangere oder Stillende:

Die Anwendung sollte in der Schwangerschaft oder Stillzeit vermieden werden.

Allergien prüfen:

Vor der Anwendung eine kleine Menge auf der Haut testen, um mögliche Reaktionen auszuschließen.

Fazit

Die Kombination von DMSO mit Pflanzentinkturen kann die Wirkung der Pflanzenstoffe verstärken, insbesondere bei topischer Anwendung. Die Herstellung ist einfach, erfordert jedoch sterile Bedingungen und genaue Dosierung. Richtig eingesetzt, ist diese Methode ein starkes Werkzeug in der Naturheilkunde.

Borreliose Tinktur und ihre Anwendung auf die Haut

Eine **Tinktur aus Karde, Artemisia annua, Zistrose und Stevia** kann eine vielseitige Wirkung auf die Haut haben, da die einzelnen Pflanzen entzündungshemmende, antimikrobielle, antioxidative und regenerierende Eigenschaften besitzen. Die Kombination dieser Inhaltsstoffe ist besonders geeignet für die Unterstützung bei Hautproblemen wie Akne, Ekzemen, Wunden und zur allgemeinen Hautpflege.

Wirkung der einzelnen Pflanzen auf die Haut

Karde (Dipsacus fullonum)

- **Eigenschaften:**
- Entzündungshemmend, antibakteriell, entgiftend.
- Unterstützt die Regeneration der Haut und das Bindegewebe.
- Fördert die Heilung bei chronischen Hautproblemen, wie Akne oder Neurodermitis.
- **Wirkung auf die Haut:**
- Kann Toxine im Gewebe reduzieren und die Wundheilung beschleunigen.

Artemisia annua (Einjähriger Beifuß)

- **Eigenschaften:**
- Stark antimikrobiell, antiviral und entzündungshemmend.
- Enthält Artemisinin, das Hautentzündungen reduziert.
- **Wirkung auf die Haut:**
- Hilft bei Infektionen (bakteriell, viral, fungizid).
- Wirkt beruhigend bei gereizter oder entzündeter Haut.

Zistrose (Cistus incanus)

- **Eigenschaften:**
- Antioxidativ, antiviral, antibakteriell.
- Fördert die Wundheilung und schützt die Haut vor freien Radikalen.
- **Wirkung auf die Haut:**
- Ideal bei Akne, Ekzemen oder kleinen Wunden.
- Unterstützt die Kollagenbildung und wirkt glättend.

Stevia (Stevia rebaudiana)

- **Eigenschaften:**
- Antibakteriell, entzündungshemmend.
- Unterstützt die Feuchtigkeitsregulation.
- **Wirkung auf die Haut:**
- Fördert die Heilung kleiner Verletzungen und beruhigt irritierte Haut.
- Trägt zur Vermeidung bakterieller Infektionen bei.

Wirkung der Tinktur auf die Haut

Antimikrobielle Wirkung:

- Die Tinktur kann Bakterien, Viren und Pilze hemmen, wodurch sie besonders bei Akne, Hautinfektionen oder entzündlichen Prozessen hilfreich ist.

Entzündungshemmung:

- Reduziert Rötungen, Schwellungen und Reizungen der Haut.

Förderung der Wundheilung:

- Unterstützt die Regeneration bei kleinen Schnitten, Kratzern oder gereizter Haut.

Entgiftung der Haut:

- Kann bei chronischen Hautproblemen, die durch Giftstoffe oder Umweltbelastungen ausgelöst werden, hilfreich sein.

Antioxidative Schutzfunktion:

- Schützt die Haut vor freien Radikalen und unterstützt die Kollagenbildung, wodurch die Haut elastischer und glatter wird.

Feuchtigkeitsregulierung:

- Stevia und Zistrose können helfen, den Feuchtigkeitsgehalt der Haut zu stabilisieren, wodurch Trockenheit verringert wird.

Anwendungsmöglichkeiten der Tinktur auf der Haut

Als Gesichtswasser:

- Mischen Sie 5–10 Tropfen der Tinktur mit 50 ml destilliertem Wasser.
- Mit einem Wattepad sanft auf die gereinigte Haut auftragen, besonders bei Akne oder fettiger Haut.

Zur direkten Anwendung auf Wunden:

- Einige Tropfen der Tinktur mit einem sauberen Tuch oder Watte auf kleine Schnitte oder Kratzer tupfen.

In Cremes oder Lotionen:

- Die Tinktur in eine neutrale Basiscreme einmischen (ca. 5 Tropfen pro 10 ml Creme).
- Fördert die regenerative Wirkung der Pflege.

Als Hautspray:

- 10–20 Tropfen der Tinktur in 100 ml Wasser oder Hydrolat (z. B. Rosenwasser) geben.
- Als erfrischendes Spray verwenden, ideal bei gereizter oder trockener Haut.

Vorsichtsmaßnahmen

Allergietest durchführen:

Vor der ersten Anwendung eine kleine Menge der Tinktur auf die Innenseite des Handgelenks auftragen, um allergische Reaktionen auszuschließen.

Verdünnen:

Unverdünnt kann die Tinktur bei empfindlicher Haut zu Reizungen führen. Sie sollte mit Wasser oder in Cremes verdünnt angewendet werden.

Vermeidung bei offenen Wunden:

Nicht auf große, offene Wunden oder stark geschädigte Haut auftragen, da der Alkoholgehalt brennen könnte.

Haltbarkeit

Alkoholhaltige Tinktur:

- In dunklen Glasflaschen, kühl und trocken gelagert, ist sie mindestens 1–2 Jahre haltbar.
- Dunkle Lagerung schützt vor Licht, das die Wirksamkeit beeinträchtigen kann.

Wasserverdünnte Lösungen:

- Verdünnungen oder Mischungen mit Wasser sollten innerhalb von 7–14 Tagen aufgebraucht werden, da sie anfälliger für mikrobiellen Befall sind.

Fazit:

Diese Tinktur ist ein vielseitiges Mittel für die Hautpflege und Behandlung von Hautproblemen. Ihre entzündungshemmenden und antimikrobiellen Eigenschaften machen sie besonders geeignet für Akne, gereizte Haut oder zur Wundheilung. Durch richtige Verdünnung und Lagerung kann sie effektiv und sicher angewendet werden.

Natron Tinkturen Herstellung

Natron-Tinktur: Herstellung, Anwendung und Haltbarkeit

Eine Natron-Tinktur nutzt die basischen Eigenschaften von Natriumhydrogencarbonat (Natron), um pflanzliche Wirkstoffe zu extrahieren oder anzuwenden. Natron erhöht den pH-Wert und kann dabei helfen, bestimmte wasserlösliche Inhaltsstoffe aus Pflanzen zu lösen. Diese Methode eignet sich vor allem für Stoffe, die in einem basischen Milieu besser extrahiert werden, wie bestimmte Flavonoide oder Gerbstoffe.

Eigenschaften und Nutzen von Natron-Tinkturen

Milder basischer Extrakt:

- Fördert die Extraktion wasserlöslicher Pflanzenstoffe wie Gerbstoffe, Polyphenole und Saponine.
- Schonender als Alkohol für empfindliche Anwendungen, wie Hautpflege oder Pflanzenpflege.

Antimikrobielle Wirkung:

- Basische Lösungen hemmen das Wachstum bestimmter Bakterien und Pilze.

Neutralisierung von Säuren:

- Wirksam bei säurebedingten Reizungen oder als pH-regulierende Hautpflege.

Anwendung in der Pflanzenpflege:

- Kann als Sprühlösung gegen Pilzinfektionen oder Schädlinge auf Pflanzen verwendet werden.

Herstellung einer Natron-Tinktur

Zutaten:

- Pflanzenmaterial: Getrocknete oder frische Pflanzen (z. B. Karde, Zistrose, Kamille, Rosmarin).
- Destilliertes Wasser: 500 ml.
- Natronpulver: 1 Teelöffel (ca. 5 g).
- Glasgefäß: Für die Extraktion.
- Feines Sieb oder Tuch: Zum Filtern.
- Dunkle Glasflasche für die Lagerung.

Schritte:

- **Schritt 1:** Pflanzenmaterial vorbereiten:
- Etwa 20–30 g getrocknete oder 50–100 g frische Pflanzenteile (Blätter, Blüten, Wurzeln) zerkleinern.
- **Schritt 2:** Natronlösung herstellen:
- Natron in 500 ml warmem, destilliertem Wasser vollständig auflösen.
- **Schritt 3:** Extraktion:
- Das Pflanzenmaterial in ein Glasgefäß geben und mit der Natronlösung übergießen.
- Mischung gut umrühren oder schütteln.
- Für **12–24 Stunden ziehen lassen**, am besten an einem kühlen, dunklen Ort.

- Schritt 4: Filtern:
- Die Lösung durch ein Sieb oder Tuch filtern, um die festen Pflanzenteile zu entfernen.
- Schritt 5: Lagerung:
- Die fertige Tinktur in eine dunkle Glasflasche füllen und kühl lagern.

Anwendung von Natron-Tinkturen

Für die Hautpflege:

- **Bei gereizter Haut:**
- Mit Wasser im Verhältnis 1:1 verdünnen und als beruhigende Lotion auftragen.
- **Bei Akne oder fettiger Haut:**
- Als klärendes Gesichtswasser verwenden (mit einem Wattepad auftragen).
- **Fußbäder oder Umschläge:**
- 1–2 Esslöffel der Tinktur in ein Fußbad geben, um Entzündungen zu lindern.

Für die Pflanzenpflege:

- **Als Sprühlösung:**
- 1 Teil Natron-Tinktur mit 9 Teilen Wasser verdünnen und auf befallene Pflanzen sprühen (gegen Pilze oder Blattläuse).
- **Bodenneutralisierung:**
- Kleine Mengen (2–3 Tropfen pro Liter Wasser) können den pH-Wert saurer Böden anpassen.

Für die Mundpflege:

- Gegen Mundgeruch oder Zahnfleischentzündungen:
- 1 Teelöffel Tinktur in 100 ml Wasser mischen und als Mundspülung verwenden.

Haltbarkeit

Ungekühlt:

Etwa 2–4 Wochen haltbar, da es sich um eine wasserbasierte Lösung handelt.

Gekühlt:

Bis zu 2 Monate haltbar, wenn sie im Kühlschrank gelagert wird.

Mit Konservierungsmittel:

Durch Zugabe von Alkohol (z. B. 10–20 % der Gesamtmenge) kann die Haltbarkeit auf 6–12 Monate verlängert werden.

Erkennung von Verderb:

Ein unangenehmer Geruch oder eine Trübung der Lösung weisen auf mikrobiellen Befall hin. In diesem Fall sollte die Tinktur entsorgt werden.

Vorsichtsmaßnahmen

pH-Wert im Auge behalten:

Zu hohe Konzentrationen von Natron können die Haut austrocknen oder Pflanzenblätter schädigen.

Allergietest durchführen:

Vor der Anwendung auf der Haut einen Patch-Test machen, um Reizungen auszuschließen.

Nicht auf empfindlichen Pflanzen anwenden:

Manche Pflanzen (z. B. säureliebende Arten) vertragen keine basischen Sprühlösungen.

Fazit

Eine Natron-Tinktur ist einfach herzustellen und hat vielseitige Anwendungen, von Hautpflege über Pflanzenpflege bis hin zu Mundhygiene. Sie ist jedoch weniger haltbar als alkoholbasierte Tinkturen und erfordert sorgfältige Lagerung. Mit Natron als Basis können wasserlösliche Pflanzenstoffe schonend extrahiert und genutzt werden.

Alleskönner Oxymel der Honig-Essig-Auszug

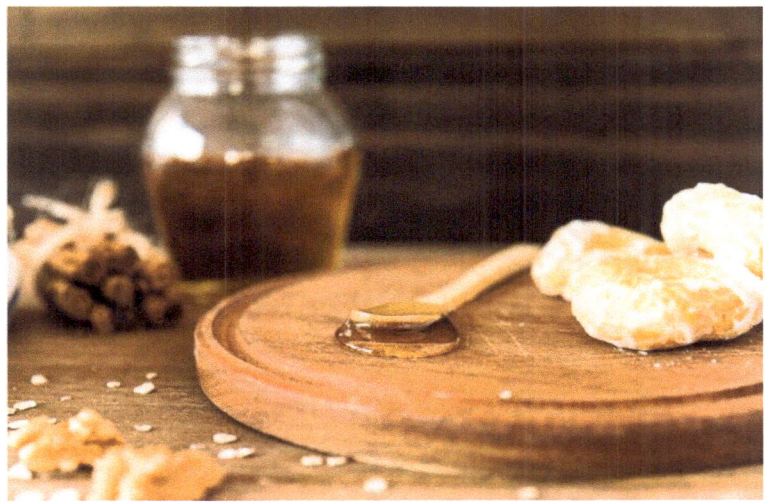

Ein **Essig-Honig-Auszug** (auch bekannt als "Oxymel") ist eine alte und bewährte Methode, um die Wirkstoffe aus Pflanzenteilen zu extrahieren. Er kombiniert die Konservierungskraft und den Säuregehalt von Essig mit den antibakteriellen und wohltuenden Eigenschaften von Honig. Diese Mischung ist vielseitig einsetzbar und bietet sowohl gesundheitliche als auch kosmetische Vorteile.

Eigenschaften eines Essig-Honig-Auszugs

Sanfte Extraktion:

- Essig löst säurelösliche Stoffe wie Vitamine, Mineralien, Gerbstoffe und Enzyme.
- Honig unterstützt die Konservierung und ergänzt den Auszug mit antibakteriellen und antioxidativen Eigenschaften.

Antibakteriell und entzündungshemmend:

- Essig und Honig wirken synergistisch gegen Keime und Entzündungen.

Vitalisierend:

- Die Kombination kann das Immunsystem stärken und den Stoffwechsel anregen.

Gut verträglich:

- Mild genug für Hautanwendungen und innerlich gut verträglich.

Herstellung eines Essig-Honig-Auszugs

Zutaten:

- Pflanzenteile: Frische oder getrocknete Kräuter/Blüten/Wurzeln (z. B. Thymian, Salbei, Kamille, Zistrose, Löwenzahnwurzel).
- Essig: Hochwertiger Bio-Apfelessig (roh und ungefiltert).
- Honig: Rohhonig (unpasteurisiert, hochwertig).
- Glasgefäß: Dunkles Glas oder ein lichtgeschütztes Schraubglas.

Schritte:

Schritt 1: Pflanzen vorbereiten:

- Frische Pflanzen grob hacken, getrocknete Pflanzen leicht zerreiben.
- Mengenverhältnis: 1 Teil Pflanzenmaterial zu 3 Teilen Flüssigkeit (Essig und Honig).

Schritt 2: Essig und Honig mischen:

- Im Verhältnis 2 Teile Essig zu 1 Teil Honig verrühren.
- Beispiel: Für 300 ml Mischung 200 ml Essig und 100 ml Honig verwenden.

Schritt 3: Einlegen der Pflanzen:

- Pflanzenmaterial in ein steriles Glasgefäß geben.
- Die Essig-Honig-Mischung darüber gießen, bis die Pflanzen vollständig bedeckt sind.

Schritt 4: Extraktion:

- Gefäß verschließen und 2–4 Wochen an einem kühlen, dunklen Ort ziehen lassen.
- Täglich schütteln, um die Extraktion zu fördern.
- Schritt 5: Filtern:
- Nach der Ziehzeit die Mischung durch ein feines Sieb oder Tuch abseihen.
- Die Flüssigkeit in eine saubere, dunkle Glasflasche füllen.

Haltbarkeit

Ungekühlt:

6–12 Monate haltbar, da Essig und Honig konservierende Eigenschaften besitzen.

Gekühlt:

Bis zu 1 Jahr haltbar.

Anzeichen von Verderb:

Schimmel, unangenehmer Geruch oder Farbveränderungen.

Anwendung von Essig-Honig-Auszügen

Innerlich:

- **Immunsystem stärken:**
- 1–2 Teelöffel in einem Glas Wasser verdünnt trinken (besonders morgens oder bei Erkältungen).
- **Verdauung fördern:**
- Wirkt basenregulierend und fördert die Magensäureproduktion bei säurearmen Problemen.
- **Energiebooster:**
- Die Kombination aus Honig und pflanzlichen Stoffen wirkt belebend

Äußerlich (für die Haut):

- **Tonic für die Hautpflege:**
- Mit Wasser im Verhältnis 1:5 verdünnen und als klärendes Gesichtswasser verwenden.
- **Bei Insektenstichen oder kleineren Hautirritationen:**
- Direkt auftragen, um Juckreiz und Entzündungen zu lindern.

Für die Haare:

- **Glanzspülung:**
- 1 Esslöffel des Auszugs mit 500 ml Wasser mischen und nach dem Waschen als letzte Spülung verwenden.

Für Pflanzen:

- **Natürlicher Dünger:**
- Verdünnt mit Wasser (1 Teelöffel auf 1 Liter) zur Stärkung der Pflanzen verwenden. Essig liefert Spurenelemente, Honig kann die mikrobiologische Aktivität im Boden fördern.

Geeignete Pflanzen und ihre Eigenschaften

Thymian:

Antibakteriell, schleimlösend – ideal bei Erkältungen.

Salbei:

Entzündungshemmend, desinfizierend – für Mundspülungen oder Halsschmerzen.

Zistrose:

Antioxidativ, antiviral – stärkt die Abwehrkräfte.

Löwenzahnwurzel:

Entgiftend, verdauungsfördernd – für Leber und Stoffwechsel.

Rosmarin:

Durchblutungsfördernd, belebend – gut für Haare und Haut.

Fazit

Ein Essig-Honig-Auszug ist einfach herzustellen und vielseitig einsetzbar, sowohl innerlich als auch äußerlich. Die Kombination aus Essig und Honig verbessert die Extraktion der Pflanzenstoffe, konserviert diese und bietet viele gesundheitliche Vorteile. Mit der richtigen Lagerung ist dieser Auszug lange haltbar und ein nützlicher Bestandteil in der Naturheilkunde.

Oxymel Kraftpaket für die Darmgesundheit und Antiparasitär

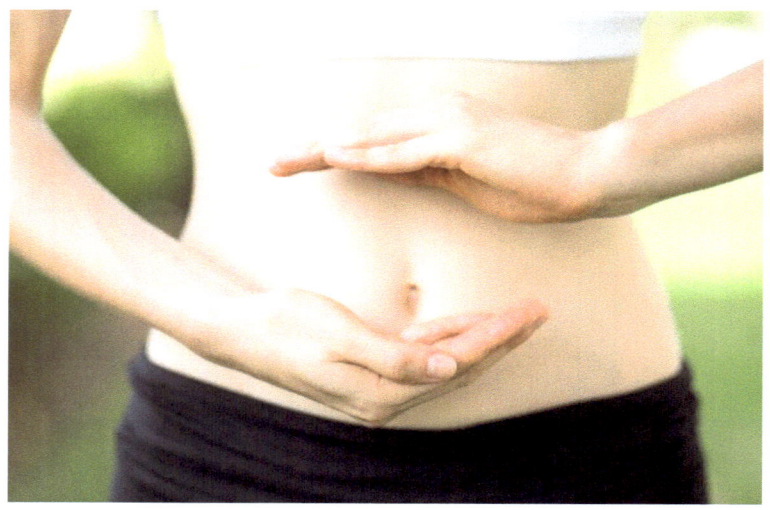

Ein **Oxymel** (Essig-Honig-Auszug) mit **Knoblauch** und **Oregano** ist ein kraftvolles, natürliches Mittel, das positive Wirkungen auf die Gesundheit hat, insbesondere auf das **Immunsystem**, den **Darm** und das **Verdauungssystem**. Diese Kombination vereint die antiviralen, antibakteriellen und entzündungshemmenden Eigenschaften von Knoblauch und Oregano mit den wohltuenden und konservierenden Eigenschaften von Honig und Essig.

Wirkung der Inhaltsstoffe

Knoblauch (Allium sativum)

Eigenschaften:

- Antibakteriell und antiviral: Bekämpft schädliche Keime im Körper, auch im Darm.
- Antioxidativ: Neutralisiert freie Radikale und schützt die Zellen.
  - **Darmflora-regulierend**: Fördert das Wachstum nützlicher Bakterien.
  - **Verdauungsfördernd**: Unterstützt die Produktion von Magensäure und Enzymen.

Gesundheitswirkung:

- Reduziert Entzündungen im Darm und kann die Darmbarriere stärken.
- Unterstützt die Leber bei der Entgiftung und fördert die Ausscheidung schädlicher Stoffe.

Oregano (Origanum vulgare)

Eigenschaften:

- **Antibakteriell und antifungal**: Enthält Carvacrol und Thymol, die schädliche Mikroorganismen bekämpfen.
- **Verdauungsfördernd**: Wirkt krampflösend und fördert die Darmbewegung.
- **Entzündungshemmend**: Lindert Entzündungen im Magen-Darm-Trakt.
- **Antioxidativ**: Schützt vor Zellschäden.

Gesundheitswirkung:

- Wirksam gegen Magen-Darm-Beschwerden wie Blähungen, Reizdarm oder Infektionen durch Candida-Pilze.
- Unterstützt die Heilung der Darmschleimhaut.

Honig

Eigenschaften:

- **Antimikrobiell**: Hemmt Bakterienwachstum.
- **Prebiotisch**: Fördert nützliche Darmbakterien.
- **Energiequelle**: Liefert schnelle Energie in Form von natürlichem Zucker.

Gesundheitswirkung:

- Unterstützt eine gesunde Darmflora.
- Hilft bei Reizungen und Entzündungen im Magen-Darm-Trakt.

Apfelessig

Eigenschaften:

- **Verdauungsfördernd**: Unterstützt die Magensäureproduktion und regt die Verdauung an.
- **Mineralienlieferant**: Enthält Kalium und andere Spurenelemente.
- **Antibakteriell**: Kann pathogene Keime im Verdauungstrakt hemmen.

Gesundheitswirkung:

- Reguliert den pH-Wert im Darm.
- Fördert die Aufnahme von Nährstoffen wie Kalzium und Magnesium.

Gesamtwirkung des Oxymels auf Gesundheit und Darm

Unterstützung der Darmflora:

- Die Kombination fördert eine gesunde Balance zwischen nützlichen und schädlichen Bakterien.
- Hilft bei Dysbiose (Ungleichgewicht der Darmflora).

Bekämpfung von Infektionen:

- Wirkt gegen schädliche Bakterien, Viren und Pilze, die den Darm belasten können.

Linderung von Verdauungsbeschwerden:

- Reduziert Blähungen, Völlegefühl und Darmkrämpfe.
- Unterstützt die Darmbewegung und fördert eine regelmäßige Verdauung.

Stärkung des Immunsystems:

- Knoblauch und Oregano wirken synergistisch, um Infektionen vorzubeugen und das Immunsystem zu stärken.

Entzündungshemmung:

- Die entzündungshemmenden Eigenschaften helfen bei chronischen Darmerkrankungen wie Reizdarm oder entzündlichen Darmerkrankungen.

Herstellung eines Oxymels mit Knoblauch und Oregano

Zutaten:

- Knoblauchzehen: 2–3 frische Zehen, geschält und leicht zerdrückt.
- Frischer oder getrockneter Oregano: 1–2 Esslöffel (oder 5–6 frische Zweige).
- Rohhonig: 150 ml.
- Roher Apfelessig: 300 ml.
- Glasgefäß: Ein steriles Schraubglas.

Schritte:

Schritt 1: Vorbereitung der Zutaten:

- Knoblauch leicht zerdrücken, um die aktiven Verbindungen (z. B. Allicin) freizusetzen.
- Oregano leicht anreiben, um die ätherischen Öle zu aktivieren.

Schritt 2: Schichten im Glas:

- Knoblauch und Oregano in ein Glasgefäß geben.
- Honig und Apfelessig gut vermischen und über die Pflanzen gießen. Das Glas sollte vollständig gefüllt sein.

Schritt 3: Extraktionszeit:

- Das Glas verschließen und an einem kühlen, dunklen Ort für 2–3 Wochen ziehen lassen.
- Gelegentlich schütteln, damit die Wirkstoffe gleichmäßig extrahiert werden.

Schritt 4: Filtern:

- Die Mischung durch ein feines Sieb oder Tuch abseihen.
- Die Flüssigkeit in eine saubere, dunkle Glasflasche umfüllen.

Anwendung des Oxymels

Innerliche Anwendung:

- **Immunsystem stärken:**
- 1 Esslöffel in einem Glas warmem Wasser verdünnen und täglich trinken, besonders in der Erkältungszeit.
- **Verdauung fördern:**
- Vor den Mahlzeiten 1 Teelöffel pur oder verdünnt einnehmen.
- **Akute Beschwerden:**
- Bei Magen-Darm-Infektionen oder Erkältungssymptomen alle 2–3 Stunden 1 Teelöffel einnehmen.

Äußerliche Anwendung:

- **Bei Hautinfektionen oder Pilzbefall:**
- Mit Wasser im Verhältnis 1:5 verdünnen und als antiseptische Lösung auftragen.
- **Für die Darmgesundheit:**
- Bei Darmproblemen wie Reizdarm oder Blähungen täglich 1–2 Esslöffel verdünnt einnehmen.

Haltbarkeit

In einem dunklen, kühlen Raum oder Kühlschrank gelagert: **6–12 Monate.**

Hinweis

Oxymel sollte nicht erhitzt werden, da die Wirkstoffe von Honig und Knoblauch empfindlich auf hohe Temperaturen reagieren.

Fazit

Ein Oxymel aus Knoblauch und Oregano ist ein starkes Naturheilmittel, das sowohl das Immunsystem als auch die Darmgesundheit unterstützt. Es ist leicht herzustellen, lange haltbar und vielseitig anwendbar. Die Kombination aus den antimikrobiellen und entzündungshemmenden Eigenschaften dieser Zutaten macht es zu einem idealen Begleiter für die Gesundheit.

Warum dieses Oxymel gegen Parasiten wirkt

Knoblauch:

- **Allicin**, ein bioaktiver Stoff, der beim Zerkleinern von Knoblauch entsteht, hat antiparasitäre Wirkungen.
- Knoblauch kann Würmer (z. B. Spulwürmer und Fadenwürmer) schwächen und ihre Vermehrung hemmen.
- Es stärkt das Immunsystem und hilft dem Körper, Parasiten auf natürliche Weise zu bekämpfen.

Oregano:

- Enthält **Carvacrol** und **Thymol**, zwei starke Verbindungen, die Parasiten abtöten können.
- Oreganoöl wird oft gegen Darmparasiten wie Giardia und Amöben eingesetzt.
- Es unterstützt die Regeneration der Darmflora, die oft durch Parasiten geschädigt wird.

Apfelessig:

- Hilft, den pH-Wert im Verdauungstrakt zu regulieren, was ein ungünstiges Milieu für Parasiten schafft.
- Unterstützt die Verdauung und die Ausscheidung der Parasiten.

Honig:

- Fördert die antibakterielle und antimykotische Wirkung des Oxymels und hilft, den Körper zu beruhigen.
- Macht das Mittel geschmacklich angenehmer, ohne die Wirksamkeit zu beeinträchtigen.

Anwendung gegen Parasiten

Dosierung:

- Erwachsene:
- Beginnen Sie mit **1 Teelöffel Oxymel** in einem Glas Wasser (morgens auf nüchternen Magen).
- Steigern Sie die Dosis langsam auf **2 Esslöffel täglich**, verteilt auf morgens und abends.
- Kinder (über 6 Jahre):
- 1 Teelöffel in Wasser verdünnt, 1x täglich.

Dauer:

- **Kur**: 2–4 Wochen einnehmen, um Parasiten effektiv zu bekämpfen.
- Kann bei Bedarf alle 3 Monate wiederholt werden.

Unterstützende Maßnahmen:

- Kombinieren Sie die Einnahme des Oxymels mit einer ballaststoffreichen Ernährung, um die Ausscheidung der Parasiten zu fördern.
- Trinken Sie viel Wasser, um den Körper bei der Entgiftung zu unterstützen.

Wirkung auf den Darm während der Parasitenkur

- **Beruhigung der Darmschleimhaut**: Die entzündungs-hemmenden Eigenschaften von Oregano und Knoblauch helfen, die durch Parasiten gereizte Schleimhaut zu regenerieren.

- **Förderung der Darmflora**: Honig und Oregano wirken präbiotisch und unterstützen das Wachstum nützlicher Bakterien.

- **Ausscheidung fördern**: Apfelessig regt die Verdauung an und hilft, Parasiten aus dem Darm zu entfernen.

Wichtig: Ärztliche Begleitung

- Ein Oxymel kann Parasiten auf natürliche Weise bekämpfen, ersetzt jedoch nicht die ärztliche Behandlung bei schwerem Befall.

- Bei Symptomen wie starkem Durchfall, Gewichtsverlust oder Bauchschmerzen sollte ein Arzt konsultiert werden, um die genaue Ursache und geeignete Therapie zu bestimmen.

Fazit

Das Oxymel aus Knoblauch und Oregano ist ein wirksames Hausmittel gegen Parasiten, besonders im Darm. Es unterstützt nicht nur die Abwehr von Parasiten, sondern fördert auch die Darmgesundheit. Bei regelmäßiger Anwendung kann es eine natürliche und sanfte Ergänzung zu einer antiparasitären Therapie sein.

·

Schlusswort

Die Pflege von Haut, Haaren und Gesundheit durch **DIY-Produkte** eröffnet uns die Möglichkeit, bewusste und natürliche Entscheidungen zu treffen. Diese selbstgemachten Rezepturen bieten nicht nur Individualität, sondern auch Kontrolle über die Inhaltsstoffe – eine Rückbesinnung auf das, was wirklich zählt: Qualität und Natürlichkeit. Gleichzeitig stärken sie unsere Verbindung zur Natur und geben uns die Freiheit, unsere Pflegebedürfnisse gezielt zu erfüllen.

Die **stärksten Heilkräuter und Pflanzen** für Entgiftung zeigen uns die Kraft, die in der Natur verborgen liegt. Ihre Anwendung – ob als Tinktur, Tee oder in selbst hergestellten Produkten – hilft dem Körper, Schadstoffe auszuscheiden und die innere Balance wiederzufinden. Kräuter wie Mariendistel, Löwenzahn und Kurkuma sind wahre Verbündete für unsere Gesundheit.

Es wird immer deutlicher, dass **Ernährung und Gesundheit Hand in Hand gehen**. Was wir unserem Körper zuführen, beeinflusst unsere Vitalität und unser Wohlbefinden auf tiefgreifende Weise. Eine ausgewogene, nährstoffreiche Ernährung ist der Grundstein für ein gesundes Leben. Frische, unverarbeitete Lebensmittel und eine bewusste Esskultur bieten uns Schutz und Regeneration.

Die Natur nutzen bedeutet nicht nur, von ihr zu nehmen, sondern auch in Harmonie mit ihr zu leben. Heilende

Produkte aus Pflanzen und Kräutern lehren uns, die Weisheit der Natur zu schätzen. Ihre Anwendung in DIY-Produkten zeigt, dass die Kraft der Natur sowohl heilsam als auch nachhaltig ist.

Die Verbindung aus Natur, Wissen und Achtsamkeit schenkt uns eine ganzheitliche Gesundheit, die nicht nur heilt, sondern auch erhält. Nutzen wir diese Möglichkeiten, um ein Leben voller Vitalität und Ausgeglichenheit zu führen. 🌿

Quellenangaben

Coverdesign von Freepik

Innendesign von Freepik und andere:

Bild von azerbaijan_stockers

Bild von kjpargeter

Bild von KamranAydinov

Bild von Racool_studio

Bild von cookie_studio

Bild von Tatiana Goskova

Bild von jcomp

Bild von 8photo

Bild von rawpixel.com

Bild von Wirestock

Bild von rawpixel.com

Bild von katemangostar

Bild von valeria_aksakova

Bild von chandlervid85

Bild von jcomp

Bild von pvproductions

Bild von kaboompics

Bild von creativeart

Bild von wirestock

Bild von KamranAydinov

Bild von jcomp

Bild von KamranAydinov

Bild von KamranAydinov

Bild von rawpixel.com

Bild von azerbaijan_stockers

Danke

Ein herzliches Dankeschön an dich, lieber Leser/in, dass du dieses Buch in die Hand genommen hast. Deine Neugier, dein Wille zur Veränderung und dein Vertrauen in die Kraft der Natur sind es, die diesen Weg so wertvoll machen.

Ich bin zutiefst dankbar für all die Inspirationen, die mich auf meiner Reise begleitet haben – von traditionellen Heilmethoden über moderne Erkenntnisse bis hin zu den Menschen, die ihr Wissen und ihre Erfahrungen geteilt haben. Dieses Buch ist für alle, die bereit sind, Verantwortung für ihre Gesundheit zu übernehmen und sich auf natürliche Weise zu stärken.

Ein besonderer Dank gilt auch an meinem Mann, der mich in meinen Interessen und Ideen immer unterstützt hat und mir den Rücken dafür freigehalten hat. Ohne ihn wären meine Projekte nur schwer umsetzbar gewesen.

Möge dieser Ratgeber dir als wertvoller Begleiter dienen, dich inspirieren und dir zeigen, dass die Natur alles bereithält, was wir für ein gesundes und erfülltes Leben brauchen.

Mit Liebe und Dankbarkeit,

Anna Christina Lensch

Alias AnnaSun

Haftungsausschluss

Dieses Buch dient ausschließlich der Information und Weiterbildung und stellt keine medizinische Beratung oder Diagnose dar. Die Inhalte basieren auf persönlichen Erfahrungen, traditionellen Heilmethoden und wissenschaftlichen Erkenntnissen, können jedoch keinen Ersatz für eine professionelle medizinische oder therapeutische Beratung, Diagnose oder Behandlung durch einen Arzt oder Heilpraktiker bieten.

Alle empfohlenen Maßnahmen, Rezepte, Nahrungsergänzungsmittel und Heilpflanzen sollten mit Bedacht und unter Berücksichtigung der individuellen gesundheitlichen Situation angewendet werden. Vor der Anwendung jeglicher beschriebenen Methoden, insbesondere bei bestehenden Erkrankungen, Schwangerschaft oder der Einnahme von Medikamenten, wird dringend geraten, Rücksprache mit einem qualifizierten Arzt oder Therapeuten zu halten.

Der Autor übernimmt keine Haftung für mögliche gesundheitliche Schäden oder unerwünschte Nebenwirkungen, die durch die Umsetzung der in diesem Buch enthaltenen Informationen entstehen könnten. Jede Anwendung erfolgt auf eigene Verantwortung.

Bitte beachte außerdem, dass Naturprodukte und alternative Heilmethoden individuell unterschiedlich wirken können und nicht in jedem Fall einen Erfolg garantieren.

Mit diesem Buch wird kein Heilversprechen gegeben. Es dient vielmehr dazu, Bewusstsein für natürliche Alternativen zu schaffen und Wissen für einen eigenverantwortlichen Umgang mit der eigenen Gesundheit zu vermitteln.